Mouches et Choléra

LES ACTUALITÉS MÉDICALES

Collection de volumes In-16, de 96 pages, cartonnés

Chaque volume : 1 fr. 50

Moustiques et Fièvre jaune, par le Pr Chantemesse et le Dr Borel.

Le Diabète, par le Pr Lépine. 2 vol.

Le Cytodiagnostic, par le Dr Marcel Labbé, médecin des hôpitaux de Paris.

Le Sang, par le Dr Marcel Labbé, médecin des hôpitaux de Paris.

Anatomie clinique des Centres nerveux, par le Pr Grasset, 2e édit.

Diagnostic des Maladies de l'Encéphale, par le Pr Grasset.

L'Appendicite, par le Dr Aug. Broca, agrégé à la Faculté de Paris.

Diagnostic de l'Appendicite, par le Dr Auvray, agrégé à la Fac. de Paris.

Les Rayons de Röntgen et le Diagnostic de la Tuberculose, par le Dr A. Béclère, médecin de l'hôpital Saint-Antoine.

Les Rayons de Röntgen et le Diagnostic des Affections thoraciques non tuberculeuses, par le Dr A. Béclère.

Les Rayons de Röntgen et le Diagnostic des Maladies internes, par le Dr A. Béclère.

La Radiographie et la Radioscopie cliniques, par le Dr L.-R. Regnier.

La Mécanothérapie, par le Dr L.-R. Regnier.

Radiothérapie et Photothérapie, par le Dr L.-R. Regnier.

Cancer et Tuberculose, par le Dr Claude, médecin des hôpitaux.

La Diphtérie, par les Drs H. Barbier, médecin des hôpitaux, et G. Ulmann.

La Grippe, par le Dr L. Galliard, médecin de l'hôpital Saint-Antoine.

Chirurgie des Voies biliaires, par le Dr Pauchet.

Les Myélites syphilitiques, par le Dr Gilles de la Tourette.

Le Traitement de l'Épilepsie, par le Dr Gilles de la Tourette.

Les États neurasthéniques, par le Dr Gilles de la Tourette, 2e édition.

La Psychologie du Rêve, par Vaschide et Piéron.

Les Glycosuries non diabétiques, par le Dr Roque.

Les Régénérations d'organes, par le Dr P. Carnot, agrégé à la Faculté.

Le Tétanos, par les Drs J. Courmont et M. Doyon.

La Gastrostomie, par le Dr Braquehaye, agrégé à la Faculté de Bordeaux.

Les Albuminuries curables, par le Dr J. Teissier, Pr à la Faculté de Lyon.

Thérapeutique oculaire, par le Dr F. Terrien.

Le Traitement de la syphilis, par le Dr Emery, 2e édit.

La Fatigue oculaire, par le Dr Don.

Les Auto-intoxications de la grossesse, par le Dr Bouffe de Saint-Blaise, accoucheur des hôpitaux de Paris.

Le Rhume des Foins, par le Dr Garel, médecin des hôpitaux de Lyon.

Le Rhumatisme articulaire aigu en bactériologie, par les Drs Triboulet, médecin des hôpitaux, et Coyon.

Le Pneumocoque, par Lippmann. Préface de M. Duflocq.

Les Enfants retardataires, par le Dr Apert, médecin des hôpitaux.

La Goutte et son traitement, par le Dr Apert, médecin des hôpitaux.

Les Oxydations de l'Organisme, par les Drs Enriquez et Sicard.

Les Maladies du Cuir chevelu, par le Dr Gastou.

Les Dilatations de l'Estomac, par le Dr Soupault, médecin des hôpitaux.

La Démence précoce, par les Drs Deny et Roy.

Chirurgie intestinale d'urgence, par le Dr Mouchet.

Chirurgie nerveuse d'urgence, par le Dr Chipault.

Les Accidents du Travail, par le Dr Georges Brouardel, 2e édit.

Le Cloisonnement vésical et la Division des urines, par le Dr Cathelin.

Le Traitement de la Constipation, par le Dr Froussard.

Le Canal vagino-péritonéal, par le Dr P. Villemin, chirurgien des hôpitaux.

La Médication phosphorée, par H. Labbé.

La Médication surrénale, par les Drs Oppenheim et Loeper.

Les Médications préventives, par le Dr Nattan-Larrier.

La Protection de la Santé publique, par le Dr Mosny.

L'Odorat et ses Troubles, par le Dr Collet, agrégé à la Faculté de Lyon.

Traitement chirurgical des Néphrites médicales, par le Dr Poisson.

Les Rayons N et les Rayons N₁, par le Dr Bordier.

Trachéobronchoscopie et Œsophagoscopie, par le Dr Guisez.

Le Traitement de la Surdité, par le Dr Chavanne.

Technique de l'exploration du Tube digestif, par le Dr René Gaultier.

Les Traitements des Entérites, par le Dr Jouaust.

Corbeil. Imprimerie Éd. Crété.

Mouches

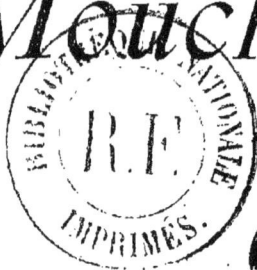

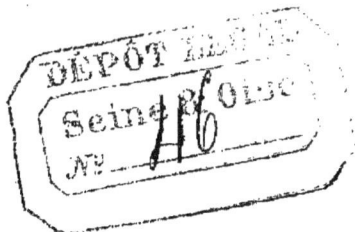

et

Choléra

PAR

A. CHANTEMESSE ET **Frédéric BOREL**

Professeur d'Hygiène
à la Faculté de Médecine de Paris,
Médecin des Hôpitaux,
Inspecteur général des Services Sanitaires,
Membre de l'Académie de Médecine.

Directeur
de la IIe Circonscription Sanitaire
maritime,
Lauréat de l'Institut.

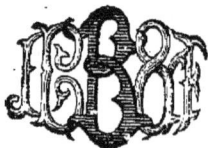

PARIS

LIBRAIRIE J.-B. BAILLIÈRE ET FILS

19, RUE HAUTEFEUILLE, 19

—

1906

MOUCHES ET CHOLÉRA

INTRODUCTION

Le choléra parti des Indes — en 1900 — est arrivé, dans une lente approche, jusqu'aux environs de Berlin — en octobre 1905.

Est-il parvenu au terme de sa course ? Il serait téméraire de l'affirmer : durant les quatre années précédentes, le choléra a paru s'éteindre au début de la saison froide, mais a toujours repris sa marche en avant dès le commencement de l'été suivant. Nous devons donc redouter qu'aux premiers beaux jours de 1906 l'épidémie, que rien n'a pu entraver jusqu'à présent, prenne une nouvelle extension.

Certes nous pouvons envisager cette alternative sans grande frayeur : l'hygiène, en progressant chaque jour, nous a fourni des armes de plus en plus efficaces pour lutter contre le fléau. Cependant nous ne sommes pas encore arrivés au moment où nous n'aurons plus à le craindre. Nous ne pouvons aujourd'hui — il faut l'avouer — que restreindre le nombre des cas : il est difficile, par contre, d'empêcher totalement la contagion de se manifester, et le fait brutal d'une contamination peut toujours se produire.

Il nous a paru intéressant aujourd'hui de dresser en ces quelques pages le bilan des notions nouvelles acquises par la science en matière de choléra depuis la dernière épidémie.

Parmi ces notions il en est deux, au moins, qui nous semblent tout particulièrement remarquables parce que leur connaissance est de nature à entraîner dans la prophylaxie du choléra des modifications importantes : ce sont le *microbisme latent* et la *dissémination des maladies microbiennes par l'intermédiaire des insectes*.

La première de ces notions — microbisme ou parasitisme latent — est connue déjà depuis un certain nombre d'années. Mais elle a reçu, durant l'épidémie actuelle, des confirmations si éclatantes qu'il devenait nécessaire de les exposer et de montrer qu'aux individus en état d'incubation — déjà visés par les règlements sanitaires — s'adjoindra bientôt la foule des gens en puissance de choléra, de ceux que l'on a si justement dénommés les *porteurs de bacilles*.

Quant à la seconde acquisition, elle est née d'hier : les insectes jouent un rôle certain dans la dissémination des maladies microbiennes. En quelques cas — paludisme ou fièvre jaune — l'insecte — anophèles ou stegomya — est un intermédiaire nécessaire ; il est l'hôte indispensable du microbe dangereux. En d'autres cas — peste, par exemple — la puce ne représente qu'un simple véhicule des germes, mais véhicule direct allant du contaminant au contaminé et opérant par inoculation.

Si dans certaines affections septicémiques le rôle de ces insectes a été brillamment démontré, les faits sont demeurés plus obscurs en ce qui concerne les maladies intestinales — choléra, fièvre typhoïde, dysenterie. — Ici on saisit moins bien la relation de cause à effet, car l'insecte ne se rend pas directement de l'infectant à l'infecté. Il suit au contraire une voie détournée ; il prend tout d'abord le microbe dangereux dans les matières rejetées par le malade, il conserve ce microbe à la surface de son corps, voire même dans son intestin, puis, au hasard des circonstances, il l'ensemence sur des aliments. Ceux-ci sont alors ingérés, le cycle est fermé, et le microbe arrive jusque dans les voies digestives d'un homme sain qui devient à son tour infecté.

Le phénomène, pour être indirect, n'en est pas moins redoutable ; encore mal défini, il a cependant attiré l'attention de plusieurs observateurs et mérite d'être pris en sérieuse considération.

Ces deux faits nouveaux — microbisme latent et rôle des insectes — étant démontrés, il nous a paru qu'il était utile d'en tirer quelques réflexions au point de vue de la prophylaxie : c'est à ces remarques que nous avons consacré notre dernier chapitre.

I. — LES GRANDES INCURSIONS DU CHOLÉRA INDIEN

Le choléra de 1817 à 1823. — La première grande incursion du choléra indien débuta en 1817 ; au mois d'août de cette année, le choléra fit son apparition à Jessore, ville populeuse située sur le delta du Gange à 150 kilomètres environ au nord-est de Calcutta, où l'épidémie parvint bientôt. Puis en 1818, 1819, 1820 et 1821 le choléra se répandit dans toute la presqu'île indienne sur la côte de

Coromandel et sur celle de Malabar, et enfin il exerça d'énormes ravages à Bombay.

En même temps l'épidémie se propageait du côté de Ceylan, de Singapore et du Siam (1818 et 1819), atteignait Bornéo, Canton et Sanghaï en 1820, et arrivait en 1821 jusqu'aux Philippines, aux Célèbes et aux Moluques.

Nous avons laissé le choléra à Bombay en 1821, pour le suivre dans sa marche progressive à l'est des Indes; mais il va s'étendre aussi vite dans l'ouest de l'Inde, c'est-à-dire dans la direction de l'Europe. En 1821, l'épidémie traverse le golfe de Guzerate, surgit à l'entrée du golfe Persique, dont le littoral intérieur est bientôt complètement infecté. En juin 1821, le choléra est à la fois à Bender-Bouchir et à Bassorah ; de la première de ces villes, il remonte jusqu'à Chiraz et Ispahan, de la seconde il gagne Bagdad. Survient l'hiver et l'épidémie s'assoupit ; mais au printemps de 1822 elle se réveille et le choléra se dirige alors vers le centre de la Perse qu'il envahit peu à peu ; en 1823, il renaît en divers endroits au nord de la Perse, il remonte les rivières de la Koura et de l'Araxe, s'étend sur les bords de la mer Caspienne qu'il traverse enfin pour contaminer Astrakan.

L'épidémie n'alla pas plus loin dans la direction de l'Europe qui fut pour cette fois préservée ; il avait fallu au choléra six ans pour aller de Calcutta à Astrakan.

Le choléra de 1828 à 1837. — La marche du choléra de 1828 à 1837 est plus compliquée que la précédente.

Vers la fin de l'année 1828, le choléra éclate à Orenbourg, ville située sur la frontière de la Russie

d'Europe et marché important en relations cons-
tantes avec les régions de la Haute-Asie. La rigueur
du froid assoupit la maladie, à Orenbourg, pendant
l'hiver ; mais au mois d'août de l'année suivante —
1829 — le choléra renaît et se répand peu à peu
dans les districts avoisinants.

Cette apparition du choléra sur la frontière de
la Russie doit être rattachée à l'épidémie précédente de 1817-1823 ; en effet le choléra, qui régnait
en Chine en 1823, avait pénétré dans l'intérieur de
l'Asie qu'il avait traversée pendant les années 1824,
1825, 1826 et 1827, pour se retrouver de nouveau
aux portes de l'Europe.

Pendant le même temps une nouvelle épidémie
avait pris naissance aux Indes en 1827 ; elle avait
cheminé dans l'Afghanistan, en 1828 elle était en
Perse, en 1829 elle avait franchi l'Araxe, était
entrée en Géorgie et s'était propagée dans le
Caucase jusqu'à Tiflis. L'épidémie avait traversé
— comme la précédente — la mer Caspienne
pour venir infecter Astrakan en 1830. Le choléra
continua sa course durant les années suivantes. Un
premier courant l'emporta du Caucase à Constantinople où nous le trouvons en juin 1831. Un second
courant fit parcourir à l'épidémie une route plus
compliquée et dont voici les principales escales :
Saint-Pétersbourg (juillet 1831), Finlande (septembre 1831), Berlin, Francfort, le Sunderland en
Angleterre (novembre 1831), Edimbourg et Londres
(janvier et février 1832), Calais et la France (mars
1832), Québec au Canada (juin 1832), Montréal,
New-York et toute l'Amérique du Nord ; Lisbonne
(janvier 1833) ; l'Espagne, Marseille (décembre 1834),
Oran, Alger, Constantine (juillet 1835), Italie (1836

et 1837), Tyrol, Bavière, Illyrie, Bohême, Galicie et Russie du Sud (1836 et 1837).

Entre temps — en 1831 — les pèlerins indiens avaient importé le choléra à La Mecque pendant le pèlerinage musulman et l'épidémie avait atteint l'Égypte et la Tunisie.

En résumé, le choléra de 1828-1837 s'était précipité sur l'Europe par trois voies distinctes : par la Chine, par l'Afghanistan et la Perse, et par La Mecque et l'Egypte ; en trois ans il avait franchi, par voie de terre, la distance qui sépare les Indes de la mer Caspienne, et en deux ans il était venu des bords de cette même mer Caspienne jusqu'en France.

Le choléra de 1841 à 1854. — Une nouvelle recrudescence du choléra eut lieu à Calcutta en 1841, et l'épidémie, durant les années 1842 et 1843, se répandit dans les Indes ; en même temps elle se propagea — à l'est — jusqu'aux îles Philippines et en Chine. Au nord-ouest la même extension avait lieu dans la direction de l'Afghanistan qui était infecté en 1844 et à sa suite le Turkestan. De ces deux pays, le choléra gagna le nord de la Perse qu'il traversa en 1846 pour atteindre Bagdad en novembre. L'épidémie se dirigea en même temps vers la mer Caspienne atteinte au printemps de 1847 ; elle contourna cette mer, se dirigea d'un côté vers Tiflis, le Caucase et la mer Noire, et de l'autre vers Astrakan et le Volga.

Dès le mois d'octobre 1847, le premier courant avait infecté Constantinople ; le second courant arriva en juin 1848 à Saint-Pétersbourg, en juillet à Berlin, puis à Hambourg et en Angleterre et de là s'étendit jusque dans l'Amérique du Nord ; la contamination du nord de la France eut lieu en automne

1848 et c'est en mars 1849 que Paris fut atteint.

En même temps le choléra — provenant des Indes — avait été importé à La Mecque en 1848, s'était propagé en Egypte et de là — en 1849 — avait gagné Marseille et le sud de la France.

De 1850 à 1851, le choléra persista dans le centre de l'Europe sans exercer de grands ravages ; mais au commencement de 1851 il se manifesta violemment en Silésie, sévit en Pologne et en Prusse en 1852, puis apparut en Danemark, Suède, Norvège, Angleterre et nord de la France en 1853 ; en février 1854, il fut signalé à Paris, rayonna dans tout le pays, et accompagna nos troupes en Turquie et en Crimée. La navigation le transporta non seulement dans l'Amérique du Nord, mais aussi dans l'Amérique du Sud qui subit le choléra pour la première fois (1854).

En résumé l'épidémie de 1841-1854 est venue en Europe par deux voies : par l'Afghanistan, la Perse et la Caspienne ; par La Mecque, l'Egypte et la Méditerranée. En quatre ans elle parvint des Indes aux rivages de la mer Caspienne, et deux ans plus tard elle arrivait jusqu'en France.

Le choléra de 1865 à 1873. — En mars 1865, le choléra éclata à La Mecque parmi les pèlerins musulmans, et dès le mois de mai il fut transporté à Suez d'où il se répandit dans toute l'Egypte. A Alexandrie (juin), la population affolée s'enfuit en tous sens, prenant passage sur les navires en partance pour les divers points du bassin de la Méditerranée. Le choléra apparut aussitôt dans les différents ports où abordèrent ces navires, et de là se répandit — par la voie de terre — dans l'intérieur de l'Europe. Partie d'Alexandrie, l'épidémie s'étala rapidement en forme d'éventail sur tous les pays du sud de l'Europe ; elle fut en juillet à Marseille et en septembre à Paris.

La Russie avait été envahie en 1865 par la voie d'Odessa ; de cette année-là jusqu'en 1872, elle fut ravagée par l'épidémie dans ses diverses provinces. En 1871, deux courants s'élancent de Russie : le premier, se dirigeant vers le sud, atteint Constantinople ; le second, montant vers la Baltique, traverse le nord de l'Allemagne en 1872, arrive en août 1873 au Havre, en septembre à Paris, et c'est là que l'épidémie prend fin. Entre temps, en 1870, la côte orientale d'Afrique avait été infectée.

En résumé, le choléra de 1865 a cheminé des Indes en Europe par une seule voie, celle de La Mecque et de l'Egypte.

Le choléra de 1880 à 1885. — En 1880, le choléra fut à nouveau transporté des Indes à La Mecque, dans le Hedjaz, puis dans tout le Yémen. Pendant deux pèlerinages consécutifs, les hadjis promenèrent l'épidémie d'une province à l'autre, et enfin, au mois de juin 1883, le choléra atteignit l'Égypte, par Damiette.

Comme en 1865, il se répandit sur plusieurs points de la Méditerranée : en avril 1884, il fit son apparition à Smyrne, en juin à Marseille et à Toulon, et en novembre à Paris. En même temps, il se propageait en Espagne et en Italie. Durant l'année 1885, il reparut en Espagne.

Somme toute, le choléra de 1880 à 1885 a suivi une marche d'approche des Indes en Egypte exactement semblable à celle de 1865 ; mais ses ravages ultérieurs en Europe ont été plus limités, puisque seules la France, l'Italie et l'Espagne furent atteintes dans tout le bassin de la Méditerranée.

Le choléra de 1889 à 1892. — En 1889, le choléra était importé directement des Indes à Bassorah dans le fond du golfe Persique ; il remonta le Chat-el-Arab et infecta toute la Mésopotamie jusqu'à Mossoul. Durant les années 1890 et 1891, l'épidémie se répandit d'un côté en Syrie, de l'autre en Perse ; dès le printemps de 1892, nous trouvons le choléra sur les bords de la Caspienne. De là, par les deux voies déjà parcourues en 1830 et 1848, l'épidémie gagna Tiflis et le Caucase, Astrakan et le Volga. Puis l'Europe fut atteinte presque entièrement dans l'année 1892.

La caractéristique de cette dernière invasion cholérique fut particulière : dans les épidémies de 1832 et de 1848, le choléra avait mis deux ans pour parcourir la route Astrakan-Paris ; durant la dernière, quelques mois lui suffirent pour effectuer le même trajet.

Conclusions qui découlent de cet historique. — Depuis 1893, le choléra a complètement disparu de l'Europe ; et si l'on étudie sa marche dans le monde entier, on note que — jusqu'en 1899 — il est peu sorti de son foyer originaire, l'Inde. Les contrées de l'Asie centrale, l'Afghanistan, la Mésopotamie, la Perse et le Turkestan, autrefois fréquemment dévastées, sont demeurées indemnes.

En résumé, les itinéraires nous montrent que, dans ses incursions antérieures, le choléra, partant des Indes, a gagné l'Europe par trois voies différentes, quelquefois utilisées ensemble : la première voie est celle de l'Afghanistan et de la Perse aboutissant à la mer Caspienne ; la seconde est celle du golfe Persique, du Chat-

el-Arab et de la Perse débouchant encore à la
Caspienne ; la troisième enfin est celle de La
Mecque et de l'Egypte qui conduit à la mer Médi-
terranée.

La marche des épidémies — sans s'écarter des
mêmes itinéraires — a été notablement influencée
par l'amplification des moyens de transport et par
la vitesse de plus en plus grande de ceux-ci. En
1823, le choléra n'a pas dépassé le sud de la Russie ;
en 1830 et en 1848 il a mis deux ans pour envahir
l'Europe entière ; en 1892, c'est en quelques mois
que notre continent a été complètement atteint.

II. — LE CHOLÉRA DE 1899 A 1905

Le choléra aux Indes de 1899 à 1904. — Vers
la fin de l'année 1899 et au commencement de 1900
le choléra a repris aux Indes — sa patrie d'origine
— une intensité nouvelle. Au milieu de 1900, le
choléra existait à l'état épidémique à la fois à
Bombay et à Calcutta. Il se dirigea ensuite vers le
sud de la péninsule et — d'octobre 1900 à juillet
1904 — une terrible épidémie ravagea la présidence
de Madras, des bords du golfe du Bengale à ceux de
l'océan Indien.

Une semblable manifestation cholérique devait
avoir forcément un retentissement immédiat sur
les pays voisins tant à l'est qu'à l'ouest des Indes,
sur la route de la Chine et sur celle de l'Europe
(Voy. la carte fig. 1 et le graphique fig. 2).

Nous nous trouvons maintenant dans de meil-
leures conditions qu'autrefois pour étudier la marche du choléra : tout d'abord les documents arrivent
plus rapides, plus nombreux, plus précis et plus

complets qu'autrefois. Le choléra n'étant pas sorti
depuis longtemps de son foyer originaire et le
monde entier se trouvant — en 1899 — indemne
de toute épidémie ancienne ou renaissante, on ne
risque pas de rencontrer des rameaux de cette dernière venant se jeter au travers de l'itinéraire
nouveau et rendre fort difficile — sinon impossible — la tâche de l'historien qui veut suivre le
choléra pas à pas dans sa marche envahissante.

Le choléra à l'est des Indes. — En juin 1901,
débute aux Indes néerlandaises une épidémie de
choléra qui ne doit prendre fin qu'à la même
époque en 1903. Singapore est contaminé de novembre 1901 à juillet 1902 ; puis, vers le milieu de
l'année 1902, on signale l'arrivée du choléra en
Birmanie, aux îles Philippines, en Chine, à For-
mose, au Japon et en Cochinchine. Quelques mois
plus tard la Mandchourie, le gouvernement de
l'Amour et la Corée deviennent le théâtre d'épidémies meurtrières. Le choléra ne s'arrête, dans
sa course vers le nord, que parvenu aux confins
du monde habité.

Le choléra à l'ouest des Indes. — L'épidémie
ne s'est pas propagée seulement à l'est dans la
direction de la Chine ; elle a pris aussi — quoique
plus tardivement — la direction de l'ouest, s'avan-
çant vers l'Europe, plus lentement peut-être, mais
d'une façon tout aussi sûre.

Trois routes étaient ouvertes, qui lui étaient
également familières : la route terrestre à travers
l'Afghanistan, la voie maritime du golfe Persique,
et enfin la voie — encore maritime — de la mer
Rouge.

Lequel de ces chemins le choléra allait-il suivre ?

Dès le début de l'épidémie actuelle — à la fin de 1899 — le choléra fait une première tentative dans la direction du golfe Persique; il gagne Kuratchi, Mascate, Bender-Abbas, Bender-Bouchir, et enfin Bassorah où il arrive en octobre, mais il ne peut s'étendre au delà.

L'année suivante — 1900 — nouvelle incursion du côté de l'Afghanistan, incursion sans résultat comme la précédente. Le choléra s'éteint rapidement à Bombay; — octobre 1900; — tout danger de ces deux côtés semble conjuré.

Mais l'épidémie continue toujours sévère dans la présidence de Madras — au sud des Indes; — par conséquent la voie de propagation paraît se dessiner, et tendre vers la mer Rouge. Aux pèlerins musulmans était réservé le privilège de véhiculer le fléau une fois encore.

L'année 1901 s'écoule presque en entier sans que l'épidémie prenne la route de l'Ouest; mais durant les mois de décembre 1901 et de janvier 1902 les Indiens musulmans commencent leur exode. — Au moment des fêtes religieuses (mars 1902), le choléra éclate à La Mecque, Médine, Yambo et Djeddah.

Le foyer intermédiaire entre l'Inde et l'Europe est ainsi créé dès le début de l'année 1902 sur le territoire du Hedjaz, et c'est de ce point que e choléra va rayonner désormais.

Au sud-est de La Mecque, les Yémenis regagnant leurs villages par caravanes contaminent la province entière de mai à septembre; tour à tour, Taïf, Lith, Confoudah, Abou-Arich, Loheya, Salif, Hoddeïdah et Moka paient leur tribut au fléau qui ne s'arrête que devant le désert.

Au nord-est de la Ville Sainte, les caravanes remontant en Mésopotamie infectent les oasis du Djebel-Chamar, depuis El-Ala jusqu'à Haïl; de ce côté encore le désert oppose au choléra son infranchissable barrière.

La route terrestre étant ainsi fermée à toute expansion du choléra en dehors de l'Arabie, celui-ci prend la voie maritime.

Tout d'abord un certain nombre de pèlerins rentrent dans le golfe Persique, et alors nous assistons à la contamination de la côte est du golfe d'Oman : Gwadar, Djask, Bender-Abbas et Minab sont infectés. Le choléra ne va pas plus loin par voie de mer et, dans l'intérieur des terres, ses ravages sont à nouveau limités par les étendues de sables et de montagnes entourant les villes citées plus haut.

Mais les fractions du pèlerinage musulman dont nous venons de parler sont les moins considérables ; la plus importante d'entre elles — au point de vue du nombre et du danger possible de contamination de l'Europe — est formée du groupe des pèlerins qui reviennent dans le bassin de la Méditerranée — 25000 environ. — groupe qui doit forcément séjourner au lazaret de El-Tor, à l'extrémité de la presqu'île du Sinaï.

Les plus grandes précautions furent prises dans cette station sanitaire et, malgré cela, le choléra fit son apparition en Egypte le 19 juillet 1902, non loin d'Assiout, dans un village appelé Moucha où revenaient de pèlerinage une douzaine de hadjis demeurés indemnes en apparence pendant toute la durée de leur voyage et de la quarantaine subséquente. Bientôt l'Egypte fut entièrement envahie et plus de 33000 de ses habitants tombèrent vic-

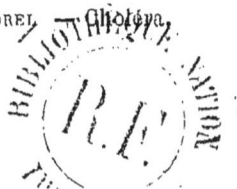

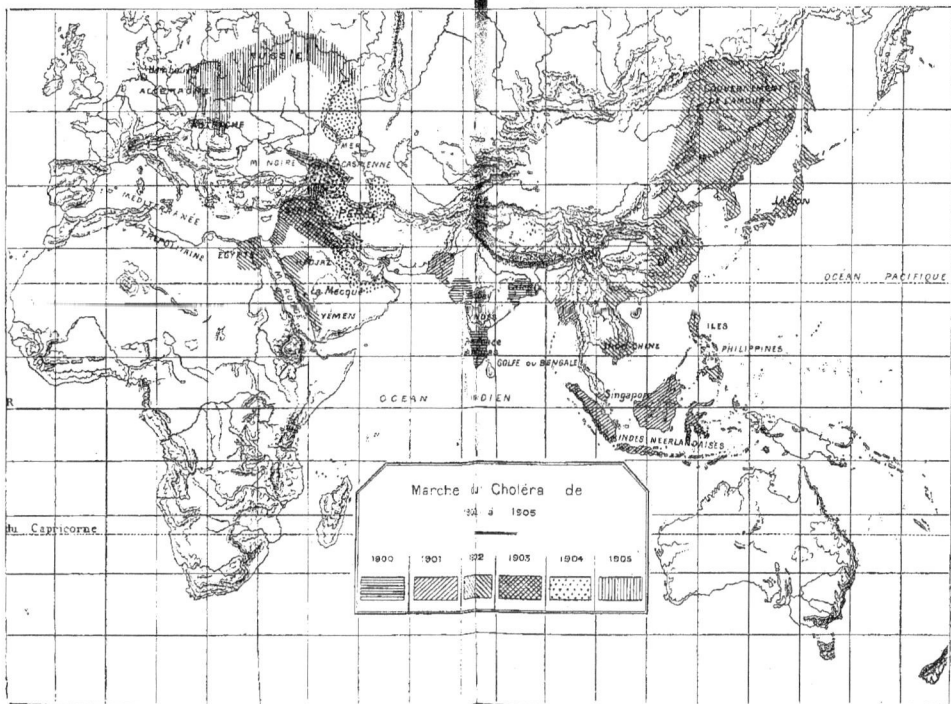

Fig. 1. — Carte de la marche du choléra pendant les cinq dernières années.

times de l'épidémie qui se termina en décembre.

D'Egypte le choléra passa par voie de terre à Gaza, en Palestine, où il apparut le 14 octobre 1902 ; il s'étendit peu à peu dans le sud de la Palestine, infectant Jérusalem, Jaffa, Saint-Jean-d'Acre, etc. ; en décembre, il était à Damas où il prit ses quartiers d'hiver pour renaître — avec une force nouvelle — au printemps de 1903.

A ce moment le choléra, parti de Damas, remonta au nord, contamina Tripoli de Syrie, Hama, Alexandrette, Alep et — non content d'exercer ses ravages sur la côte — pénétra dans l'intérieur du pays.

En quittant Damas — après avoir traversé une petite étendue de désert — il rencontra l'Euphrate qu'il suivit à la dérive, contaminant tour à tour les villages riverains depuis Anah.

Il atteignit ainsi Bagdad où il manifesta sa présence en janvier 1904 ; quelques jours plus tard, par le Tigre et le Chat-el-Arab, il se dirigea vers le sud jusqu'à Bassorah. Il hiverna dans ces deux grandes villes et — au printemps de 1904 — nous le voyons s'étendre à nouveau en deux sens opposés.

Dans le sud-est — en partant de Bassorah — le choléra infecta par la voie maritime El-Katif, Bahrein, Mascate et Bender-Bouchir ; de ce point et par terre le choléra monta jusqu'à Chiraz, qu'il ne dépassa guère.

A partir de Bagdad, et dès le début du printemps de 1904, les villes environnantes — Kerbella, Nedjef, etc. — furent contaminées. Les caravanes quittant la Mésopotamie infectèrent peu à peu la Perse jusqu'à Téhéran, en passant par les différentes routes de Kermanchah, Souleïmanié et Hanéguine.

De la capitale persane aux bords de la Caspienne, la maladie fut rapidement transportée par les nombreux voyageurs qui sillonnent cette route ; de la côte jusqu'à Bakou, l'étape fut non moins vite franchie, et le choléra éclata dans cette dernière ville fin juillet 1904, un mois après son apparition à Téhéran.

Des bords de la mer Caspienne l'épidémie projeta des rameaux en divers sens : on la signala presque en même temps dans les régions de la Transcaspie du côté de Merw et dans la province de Tauris où, en octobre, le pays fut ravagé. Enfin, en janvier 1905, nous trouvons le choléra, peu meurtrier pendant son hivernage, mais vivant néanmoins, à Bakou, à Erivan, à Tiflis dans le Caucase et, au nord de la mer Caspienne, à Astrakan, Saratow, Nikolajewsk et dans les districts environnant ces villes.

Du mois de janvier au mois d'août 1905, les nouvelles du choléra furent rares ; à différentes reprises quelques cas étaient signalés çà et là, et l'on remarquait que peu à peu de nouveaux foyers se formaient suivant une ligne dirigée vers le nord-est, c'est-à-dire du côté de Moscou, Saint-Pétersbourg et de la frontière allemande. Il est probable que l'état de troubles dans lequel s'est trouvée la Russie durant l'année 1905 a fait oublier une épidémie peut-être d'une intensité relative, mais qu'il eût été important néanmoins de signaler aux pays voisins.

Ceux-ci en effet ne devaient pas tarder à être atteints, et ce qui prouve bien que l'épidémie régnait en de nombreux points sur le territoire russe, c'est que les frontières allemande et autrichienne furent envahies d'un seul coup et presque sur toute leur

2.

longueur, sur une ligne s'étendant de Lemberg (Galicie) jusqu'à l'embouchure de la Vistule.

A peine la nouvelle de cette expansion était-elle connue qu'on constatait un cas de choléra sur un émigrant russe arrivé à Hambourg, cas bientôt suivi de deux autres parmi les habitants de la ville.

En résumé le choléra quittant les Indes en décembre 1901 a atteint le Hedjaz en mars 1902, contaminé l'Egypte au mois de juillet de la même année, longé la côte méditerranéenne pour se trouver à Damas en janvier 1903. Parvenu au début de 1904 à Bagdad, il atteignit et ravagea la Perse; arrivé en juillet à Bakou sur les bords de la mer Caspienne, il gagna d'un côté le Caucase et de l'autre le Volga qu'il remonta jusqu'à Saratow pour se répandre ensuite dans la Russie et se montrer — en août 1905 — jusque dans la Prusse orientale et l'Autriche.

Le choléra a donc suivi — dans son incursion actuelle — une route mixte comprise entre celle de l'épidémie de 1865 et celles des épidémies de 1823, 1830, 1846 et 1892. Au lieu d'être importé en Europe — comme en 1865 — lors de sa manifestation en Egypte, il a bifurqué et infecté successivement la Syrie, la Mésopotamie et la Perse. Le danger — pour l'Europe — a été reculé, mais non conjuré; le choléra a passé l'hiver 1904-1905 à la fois dans le Caucase et sur les bords du Volga, puis — dès le printemps de 1905 — nous l'avons vu reprendre sa marche en avant sur une de ses routes habituelles : il s'est avancé vers Moscou, Saint-Pétersbourg et l'Europe du Nord.

Tout choléra de Bakou ayant été suivi à brève échéance d'une épidémie cholérique de notre con-

tincnt, les faits que nous venons de passer en
revue ne peuvent éveiller la surprise.

III. — LES MODES D'EXTENSION
DU CHOLÉRA INDIEN.

Extension du choléra indien. — Le chapitre
précédent nous a montré la marche envahissante
du choléra durant les quatre dernières années ; il
faut maintenant déterminer suivant quel mode
s'est effectuée cette extension.

Nous entreprendrons cette étude en utilisant —
autant que possible — des documents tirés de
l'épidémie actuelle ; ils sont en effet nombreux,
plus précis que les anciens et surtout mieux dégagés
de causes d'erreurs. Dans toute question relative
au transport des épidémies, il importe de tenir
compte des modifications apportées par le temps
non seulement aux modes de locomotion, mais
aussi aux moyens de transport eux-mêmes qui
s'améliorent de jour en jour. Nous pouvons
rappeler à cet égard que l'épidémie de choléra
de 1823 n'a pas dépassé la mer Caspienne parce
qu'elle a manqué de moyens de locomotion, que
celles de 1832 et de 1848 ont mis deux ans
pour faire un trajet parcouru en quelques mois
par l'épidémie de 1892. Cette dernière a rencontré en effet des chemins de fer que les précédentes n'avaient point eus à leur disposition.
Actuellement la Chine est reliée à l'Europe par la
voie ferrée, demain les Indes ou le golfe Persique
le seront aussi ; nous verrons alors une marche
nouvelle et plus rapide du choléra se dessiner le
cas échéant. L'épidémie que nous venons d'étudier

est partie en décembre 1901 des Indes anglaises pour
arriver en novembre 1904 sur les bords du Volga;
dans quelques années, trois semaines peut-être suffi-
ront à une explosion de choléra pour effectuer le
même trajet, cette fois derrière une locomotive.

Nous avons pu — dans un autre travail (1) — montrer la différence qui existe au point de vue du transport de la fièvre jaune entre l'ancien vaisseau
à voiles et le navire moderne; de même — dans
la question du choléra — nous devons considérer
les améliorations nombreuses apportées dans la
navigation durant ces dernières années et aussi
dans tous les moyens de transport en général.

*Transport. — Propagation. — Dissémination
du choléra indien.* — Il nous paraît — à la lecture
de leurs écrits — qu'il s'est établi dans l'esprit
des auteurs ayant traité du choléra une confu-
sion regrettable au point de vue des modes d'extension de la maladie. Cependant, il y a longtemps déjà,
Littré s'exprimait ainsi à cet égard (2) : « ...le
choléra a plusieurs moyens pour marcher d'un
lieu vers un autre : la contagion soit directe, soit
à distance, le transport par les hommes ou par les
objets qui leur ont appartenu, et enfin la production
du mal sans contact, par la seule influence de la
cause généralement répandue dans le pays. Tous
ces modes de propagation se confondent et se
combinent entre eux dans des proportions fort
inégales, et c'est en les prenant tous en considération que l'on peut se faire une idée de la marche
de la maladie... » Littré avait donc pressenti qu'il

----

(1) Chantemesse et Borel, Moustiques et fièvre jaune, 1905. 1 vol.
in-16 (*Actualités médicales*).
(2) Littré, *Traité du choléra oriental.*

fallait en quelque sorte distinguer dans l'extension
du choléra un certain nombre de temps bien
différents les uns des autres. L'opinion généralement admise est que le choléra se propage par
l'intermédiaire des relations humaines. Le fait est
indiscutablement vrai, mais il est nécessaire d'étudier en détail sa signification. L'extension du choléra
de Bombay à Marseille — c'est-à-dire d'un continent à un autre, — cette propagation de Hambourg
au Havre — soit de pays à pays — et enfin cette
expansion dans une ville donnée ne se produisent
pas de manière identique. Cependant il ne s'agirait
dans tous ces modes de progression, pour les auteurs
en général, que d'un seul et unique phénomène. On
étudie la marche du choléra dans une ville, on la
détermine, puis on généralise une simple observation. On admet que ce qui se passe dans une cité doit
se produire de ville à ville et se répéter de pays à
pays, si lointains qu'ils soient l'un de l'autre. Étrangers au contraire à une telle déduction, étudions sans
parti pris l'extension du choléra d'un continent à
l'autre, de pays à pays, de ville à ville, et, dans une
ville infectée, la transmission d'individu à individu ;
nous verrons alors que des modes d'envahissement
de plus en plus nombreux entrent en jeu au fur
et à mesure que le cercle d'investigations se rétrécit
autour de l'épidémie.

Si l'on veut nettement saisir la marche du choléra
et surtout si l'on veut élever contre elle des bar-
rières logiques, on se convainc qu'il faut considérer cette marche sous trois aspects différents que
nous dénommerons : *transport*, *propagation* et
dissémination de l'épidémie.

Le *transport* du choléra — à notre point de vue —

2.*

CHOLERA À L'EST ET A L'OUEST DES INDES

en 1900 . 1901 . 1902 . 1903 . 1904 et 1905.

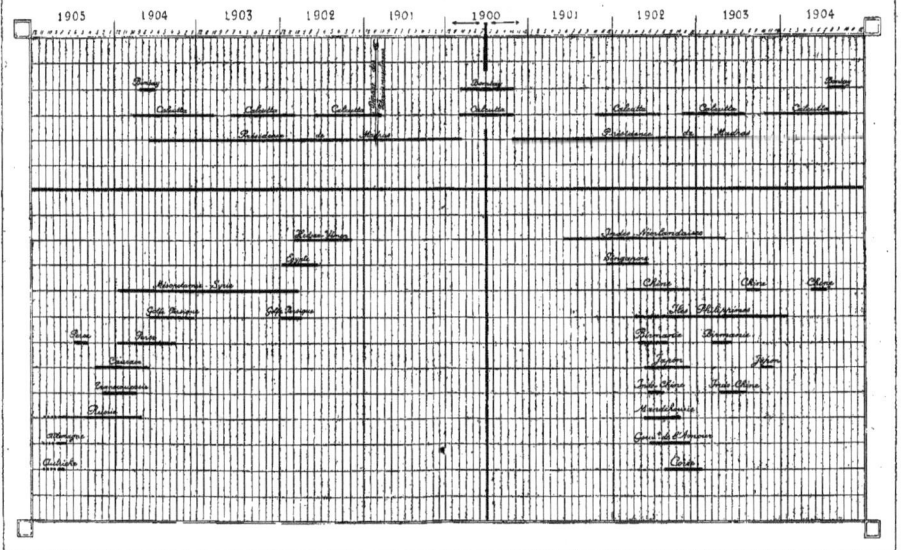

Fig. 2. — Graphique de la marche du choléra de 1900 à 1905.

est son extension au loin d'un pays contaminé, jusqu'à une région saine, que ce transport ait lieu de Bombay à Marseille par navire, ou de Vladivostock à Saint-Pétersbourg par voie ferrée; à la condition, toutefois, que ce transport s'effectue directement, à une longue distance et sans station de relais.

La *propagation* du choléra sera son extension de ville en ville, de village en village à courte distance, dans un territoire qui vient d'être infecté.

Et la *dissémination* du choléra consistera dans les modes divers que l'épidémie utilisera pour se répandre, dans une même ville, de maison en maison, de famille en famille, d'individu à individu.

Dans l'étude de l'extension du choléra nous rencontrerons des facteurs étiologiques identiques, mais ceux-ci n'interviendront pas — dans chacun des cas — avec la même intensité. Les variations des forces causales nous permettront d'attribuer à chacune sa valeur propre et de déterminer de façon précise les méthodes prophylactiques.

Nous allons donc considérer l'extension cholérique successivement de pays à pays — nous pourrions presque dire d'un continent à l'autre, — de province à province, de ville à ville, de maison à maison et d'individu à individu.

Le transport du choléra. — D'après les données admises par les services sanitaires maritimes et d'après celles auxquelles fait crédit la science actuelle, le choléra peut se *transporter* — de Bombay à Marseille, par exemple — de cinq manières différentes, à savoir :

1° Par l'intermédiaire des marchandises ;

2° Par l'intermédiaire des effets et des bagages ;

3° Par l'intermédiaire de l'eau potable embarquée dans les pays infectés ;

4° Par l'intermédiaire des malades atteints de choléra ;

5° Par l'intermédiaire d'individus sains.

Examinons ces cinq modes de *transport* afin de nous rendre compte de la valeur particulière de chacun d'eux ; nous utiliserons pour cette enquête des documents provenant surtout de l'épidémie actuelle.

Le choléra en marche, dans le moment présent, ne le cède en rien comme violence à ses prédécesseurs : il est cependant passé à peu près inaperçu. L'explosion, sur tous les points du globe, de] manifestations multiples de la peste, en ces dernières années, a laissé dans l'ombre cette épidémie de choléra à laquelle peu ont pris garde. Elle règne cependant depuis près de quatre ans et, sans vouloir citer ici de nombreuses statistiques, nous rappellerons qu'elle a causé plus de 200 000 décès dans la présidence de Madras aux Indes, environ 125 000 aux îles Philippines, plus de 33 000 en Egypte, et au moins 25 000 en Mésopotamie. Nous ne mentionnons ici ni les chiffres relatifs aux Indes néerlandaises, ni ceux concernant la Chine, le Japon, la Corée, la Mandchourie ou la Perse, mais on peut affirmer que le nombre total des victimes de cette épidémie est certainement supérieur à un million et demi.

Une pareille manifestation cholérique doit avoir eu un retentissement notable sur les conditions sanitaires de la navigation entre les pays infectés et l'Europe, et c'est ce retentissement dont il faut maintenant rechercher les effets suivant les cinq modes énoncés plus haut.

1° LES MARCHANDISES — PROVENANT DES PAYS IN-
FECTÉS — ONT-ELLES JOUÉ UN RÔLE DANS LE transport
DE L'ÉPIDÉMIE? — Il est à peine utile, croyons-nous, de
poser cette question ; il suffit de jeter un regard sur la
carte (fig. 1) donnant la marche du choléra (p. 8) pour
s'apercevoir de suite que les marchandises n'ont
eu aucun rôle dans le *transport* de l'épidémie. La
marche de l'extension cholérique eût été tout autre
si les cargaisons des navires étaient intervenues
dans le *transport*. Que l'on songe aux millions
de tonnes d'objets les plus divers, de colis les plus
disparates qui, provenant des pays infectés, ont été
depuis quatre ans amenés sur les quais des ports
européens, américains ou australiens, sans avoir été
préalablement désinfectés. La conviction s'impose :
si le choléra se *transporte* de la sorte, c'est un
fait d'une rareté telle qu'on doit le négliger dans
la pratique. Les mesures que l'on dresserait
contre ce danger, absolument hypothétique d'ailleurs, seraient plus à redouter que le danger
lui-même.

2° LES EFFETS, BAGAGES, ETC. — PROVENANT DES PAYS
INFECTÉS — ONT-ILS JOUÉ UN RÔLE DANS LE transport
DE L'ÉPIDÉMIE? — Ce que nous venons de dire au sujet
des marchandises s'applique aux effets et bagages
des équipages ou des passagers. Si le choléra s'était
servi de leur intermédiaire pour se *transporter*, sa
distribution géographique sur la carte du monde
aurait été toute différente. A une progression mathématique que nous constatons dans l'itinéraire de
l'épidémie actuelle se serait substituée une marche
fantaisiste qui n'aurait eu pour seule règle qu'une
superposition exacte aux lignes de navigation les
plus diverses qui sillonnent notre globe. On pourra

nous objecter qu'en temps d'épidémie ces effets
et bagages sont désinfectés à l'arrivée. A cela nous
répondrons — et en complète connaissance de
cause — qu'il ne faut pas s'illusionner sur la valeur
de ces purifications. Aujourd'hui les équipages de
la moitié au moins des cargo-boats et même des pa-
quebots sont formés d'indigènes représentant toutes
les races de la terre ; ces hommes ont dans leurs
sacs un monceau de loques innomables qu'ils
soustraient avec le plus grand soin aux recherches
du service sanitaire. Ils y parviennent grâce à
l'inertie presque constante de leurs capitaines, et
il est impossible aux services sanitaires de pouvoir
vider — pendant la durée d'une escale et même à
l'arrivée — tous les recoins d'un navire.

D'ailleurs, si ces effets et bagages avaient été
capables de jouer un rôle dans le *transport* de l'épidémie, il est certain qu'ils n'auraient pas attendu
régulièrement leur débarquement en Europe pour
faire sentir leur puissance : leur nocivité se serait
manifestée d'abord en cours de route, et précisé-
ment nous verrons plus loin qu'aucun accident qui
leur soit imputable n'a été constaté.

3° L'EAU POTABLE — EMBARQUÉE DANS LES PAYS INFEC-
TÉS — A-T-ELLE JOUÉ UN RÔLE DANS LE transport DE
L'ÉPIDÉMIE ? — La seule règle que les capitaines —
des cargo-boats notamment — adoptent en matière
d'approvisionnement d'eau potable est la suivante :
ils se préoccupent du prix et non de la nature
de cette eau. Nous pourrions citer des navires
d'importantes compagnies qui — mouillant dans
des rivières plus ou moins infectées — y font
parfois le plein de leurs caisses à eau pour réaliser
une minime économie. Certains pays européens —

dont la France — exigent bien que ces caisses à eau soient vidées à leur arrivée ; la mesure est sage, certes, mais, comme il n'est jamais procédé à une désinfection quelconque de ces récipients avant leur nouveau remplissage, l'eau introduite ne peut que s'infecter facilement. Cette eau — soupçonnée — a été consommée durant tout le voyage ; si donc elle avait été nocive, l'équipage ou les passagers en auraient ressenti les effets pendant la traversée. Un peu plus loin, en examinant les dernières épidémies à bord des navires, nous nous convaincrons que l'on doit — tout au moins dans la pratique — éliminer encore cette source de danger.

4° LES MALADES — PROVENANT DES PAYS INFECTÉS — ONT-ILS JOUÉ UN RÔLE DANS LE transport DE L'ÉPIDÉMIE ? — Voici une épidémie de choléra qui dure, meurtrière, depuis plus de quatre ans, dans les pays d'Extrême-Orient. Pendant ce laps de temps, près de 4 000 navires, montés par plus de 200 000 hommes d'équipage et portant un nombre encore plus élevé de passagers, ont continué leur trafic entre les pays infectés et l'Europe : cette épidémie a eu un retentissement certain sur ces navires, retentissement qu'il importe de connaître si l'on veut évaluer le rôle joué par les navires dans le *transport* du choléra et surtout les modalités suivant lesquelles s'effectue ce *transport*.

Une semblable recherche eût été difficile autrefois ; il eût fallu — pour l'entreprendre — se contenter de racontars de passagers, d'on-dit plus ou moins vagues. Aujourd'hui nous sommes heureusement documentés de façon plus sérieuse et les pièces que nous apportons au jugement de cette cause ont la sécheresse, mais aussi la rigueur malade décédé à l'hôpital ; les quatre autres guéris sont réembarqués le 19.

Parti de Probolingo le 19 août ; arrivé à Colombo le 2 septembre, à Suez le 21.

Un cas de choléra le 17 septembre, guéri le 21.

OBSERVATION IV. — *Queen Alexandra :* 34 hommes d'équipage ; parti de Calcutta le 22 novembre 1901 ; arrivé à Suez le 14 décembre.

Un cas de choléra le 26 novembre, décès le 28 ; deux cas sur des chauffeurs le 27 et le 28 novembre suivis de guérison.

OBSERVATION V. — *Statesman :* 65 hommes d'équipage, 85 passagers ; parti de Calcutta le 4 mai 1902 ; arrivé à Colombo le 12, à Suez le 25.

Un cas de choléra sur un matelot indien le 5 mai, décès le 9 ; un second cas le 8 mai, décès le 9.

OBSERVATION VI. — *Montenegro :* 62 hommes d'équipage, 313 soldats passagers ; parti de Shanghaï le 14 mai 1902 ; arrivé à Singapore le 24, à Penang le 26, à Colombo le 15 juin, à Aden le 27, à Suez le 2 juillet.

Deux cas de choléra du 24 au 26 mai entre Singapore et Penang, un cas au lazaret de Penang.

OBSERVATION VII. — *Soembing :* 65 hommes d'équipage, 89 passagers ; parti de Batavia le 18 juin 1902 ; arrivé à Padang le 20, à Périm le 4 juillet, à Suez le 9.

Un cas de choléra le 19 juin, décès le même jour.

OBSERVATION VIII. — *Garbieh :* 36 hommes d'équipage, 44 passagers ; parti de Hoddeïdah le 14 janvier 1903 ; arrivé à Aden le 18, à Yambo le 22, à Massaouah le 25, à Djeddah le 28, à Suez le 4 février.

Un cas sur une passagère, provenant de Hoddeïdah,

quelques heures avant l'arrivée à Suez, décès le 4 février.

OBSERVATION IX. — *Ernest-Simons* : 201 hommes d'équipage, 206 passagers ; parti de Yokohama le 13 mars 1903 ; arrivé à Shanghaï le 20, à Hong-Kong le 24, à Singapore le 30, à Bombay le 9 avril, à Aden le 14, à Suez le 18.

Un décès par choléra le 11 avril.

OBSERVATION X. — *Wakasa-Maru* : 110 hommes d'équipage, 71 passagers ; parti de Yokohama le 25 octobre 1903 ; arrivé à Hong-Kong le 30, à Suez le 1er décembre.

Un cas de choléra pendant l'escale de Hong-Kong le 30 octobre ; trois autres cas le 3 novembre entre Hong-Kong et Singapore.

OBSERVATION XI. — *Clan Stuart* : 52 hommes d'équipage, 2 passagers ; parti de Calcutta le 21 février 1904 ; arrivé à Colombo le 2 mars, à Suez le 15.

Un cas, suivi de décès, le 27 février ; un autre à la même date, débarqué le 2 mars à Colombo.

OBSERVATION XII. — *Coulsdon* : 42 hommes d'équipage ; parti de Samarang le 26 septembre 1904 ; arrivé à Suez le 30 octobre.

Un cas sur un Chinois le 1er octobre, décès le 5. Lors de l'arrivée à Suez, deux autres Chinois sont atteints depuis un jour ou deux ; décès les 4 et 7 novembre.

OBSERVATION XIII. — *Torridge* : 27 hommes d'équipage ; parti de Bassein (Birmanie) le 27 octobre 1904 ; arrivé à Colombo le 3 novembre, à Suez le 29.

Lors de l'arrivée à Colombo, le 3 novembre, il existe trois cas de choléra à bord ; le lendemain, 4 nouveaux cas sont constatés. Les malades sont débarqués et le navire demeure indemne ultérieurement (1).

Reprenons en détail les observations que nous venons de transcrire et voyons quels enseignements elles nous fournissent.

Tout d'abord — et si on résume ces observations — on constate que, pendant un laps de temps de quatre années durant lesquelles le choléra ravageait l'Extrême-Orient, treize navires seulement sur près de quatre mille, rentrant en Europe, ont ressenti l'action de l'épidémie, que 29 hommes sur 200 000 matelots et 500 000 passagers ont été atteints — à bord — par la maladie, et qu'enfin trois de ces cas de choléra, en tout, sont arrivés jusqu'à l'entrée du canal de Suez.

Considérons maintenant ces cas au point de vue de l'époque à laquelle ils ont éclaté à bord des navires : dans les observations I, IV, V, VI, VII, IX, X et XIII, nous voyons nettement que le choléra s'est manifesté sur les navires dans le délai normal de l'incubation, qu'il avait donc été contracté à terre et qu'on ne saurait attribuer à ces cas une contagion quelconque parmi les autres hommes de l'équipage, même les indigènes. Il est toutefois à remarquer que quelques-uns de ces hommes ont pu être débarqués dès les premiers jours de leur maladie, ce qui a diminué les chances d'infection dans leur entourage ; nous chercherons plus loin à expliquer pourquoi cette contagion ne s'est pas produite

(1) Ces documents sont extraits du *Bulletin quarantenaire d'Égypte*, numéros des 20 septembre et 15 novembre 1900 ; 26 septembre et 19 décembre 1901 ; 29 mai, 3 et 10 juillet 1902 ; 12 février, 23 avril et 3 décembre 1903 ; 17 mars, 3 novembre et 1er décembre 1904.

et se produirait même difficilement sur les navires.

Les navires II, III et VIII se présentent sous un
tout autre aspect que les précédents. A bord de
l'*Inchkeith* (II), le choléra s'est déclaré quinze
jours après le départ du port infecté; sur l'*Inchmoor* (III), l'unique cas a eu lieu après vingt-neuf
jours de traversée ; enfin le choléra n'est apparu sur
le *Garbieh* (VIII) qu'environ vingt jours après
le départ de Hoddeïdah, la seule escale infectée de
la région à cette époque.

Quant à l'observation XII, elle participe à la fois
des deux groupes précédents : il y eut un premier
cas contracté dans un port infecté ; puis, lorsque
le *Coulsdon* se présenta à Suez, après un mois
de voyage environ, deux nouveaux cas récents
furent diagnostiqués.

Il y a donc parmi ces treize navires deux séries
bien distinctes de faits : dans la première, nous ran-
gerons les cas embarqués durant la période d'incubation, qui ont éclaté rapidement à bord, qui ont
été impuissants à créer la contagion autour d'eux,
qui tous ont pris fin — par guérison ou décès —
bien avant l'arrivée à Suez et qui ne jouent aucun
rôle utile dans le *transport* lointain d'une épidémie
de choléra.

Dans la seconde série, s'inscrivent un certain
nombre de cas qui se sont manifestés subitement à
bord, sans qu'on puisse les rattacher à une cause
déterminée et qui se sont produits respectivement
quinze, vingt, vingt-neuf et trente jours après
le départ d'une escale infectée. Ces cas — quelle
que soit leur cause occasionnelle — nous parais-
sent éminemment dangereux et les seuls à redouter

dans la question du *transport* lointain d'une épidémie cholérique.

5° LES INDIVIDUS SAINS — PROVENANT DE PAYS INFECTÉS — ONT-ILS JOUÉ UN RÔLE DANS LE transport DE L'ÉPIDÉMIE ? — Étudions l'observation III : voici un navire qui a eu des cas dans un port infecté entre le 29 juillet et le 19 août ; après évacuation de ces malades dans un hôpital, il part le 19 août et subitement, le 17 septembre — c'est-à-dire trente jours plus tard, — un nouveau cas de choléra se montre sans que rien ait pu faire prévoir cet accident si tardif. Supposons que ce navire, au lieu de provenir de Java, ait eu Bombay comme tête de ligne ; lors de son arrivée à Suez, aucun fait n'ayant éveillé les soupçons de l'autorité sanitaire, il eût transité librement dans le canal. Bien mieux : il eût pu poursuivre sa route jusqu'à Marseille, et obtenir régulièrement la libre pratique. Tout ceci se serait passé dans un laps de temps de vingt jours au maximum, et le trentième jour — c'est-à-dire dix jours après l'arrivée en France — le même cas se serait produit soudainement et aurait pu devenir la cause initiale d'une épidémie cholérique, inexpliquée et inexplicable, et contre l'éclosion de laquelle il nous paraît presque impossible de se prémunir.

C'est là un exemple — rare il est vrai, — mais cependant des plus net, du *transport* possible d'une épidémie de choléra à grande distance, et il faut bien avouer ici que la police sanitaire maritime est désarmée devant l'éventualité de semblables faits et que — bien plus — il est impossible actuellement de lui fournir des armes pour lutter contre eux.

La rareté, en cours de navigation, des éclosions cholériques sur les passagers embarqués dans un

lieu infecté a été d'ailleurs observée, il y a longtemps déjà, sans pouvoir être expliquée; en 1865,
la Conférence sanitaire internationale de Constantinople l'avait signalée.

Fauvel affirme tout d'abord que les navires —
même encombrés — ne sont pas atteints du
choléra tous de la même façon et il les sépare en
deux groupes nettement définis :

« Sous ce rapport, dit-il, il faut établir une dis-
tinction entre les bâtiments venant d'un foyer cholérique, c'est-à-dire qui ont embarqué des individus ayant séjourné plus ou moins longtemps dans
une localité où règne le choléra, et les navires ayant
à bord un équipage et des passagers exempts de
toute influence cholérique et qui viennent se mettre
en rapport avec une localité ou des individus
atteints de choléra. Sur les premiers — ceux qui
partent d'un lieu infecté, — en dépit d'un encombrement des plus fâcheux, si le choléra éclate à
bord, il n'y fait ordinairement qu'un petit nombre
de victimes et cela pendant les premiers jours de la
traversée, et, si celle-ci se prolonge, il s'y éteint
pour ne plus reparaître. Le plus souvent même le
choléra proprement dit ne s'y montre pas.... C'est
donc un fait général que les navires provenant d'une
localité infectée et ayant à bord des individus ayant
séjourné dans cette localité ne sont souvent le
théâtre d'aucune manifestation cholérique, et que,
si la maladie éclate, elle n'y prend d'ordinaire que
peu d'extension, même en cas d'encombrement... »

Quelques chiffres analogues aux nôtres sont
ensuite rapportés ; ils se résument ainsi : sur trente-
trois vapeurs et cent douze voiliers arrivés en 1865
aux Dardanelles — durant l'espace d'un mois et

d'un procès-verbal. L'administration sanitaire maritime et quarantenaire d'Égypte a organisé — à Suez — un service fonctionnant avec une grande régularité, et chaque bateau infecté qui se présente à l'entrée du canal fait l'objet d'un rapport complet, inséré dans le recueil hebdomadaire publié par cette administration. Nous n'avons qu'à consulter cette collection pour y constater le retentissement de l'épidémie actuelle sur tous les équipages et passagers ayant transité, pendant sa durée, entre l'Extrême-Orient et l'Europe. Il sera facile de déduire de la lecture des documents publiés le rôle joué par les malades à bord des navires dans le *transport* du choléra.

Nous transcrivons ici l'observation de chacun des navires ayant eu du choléra à bord pendant leur traversée, de mai 1900 à décembre 1904, c'est-à-dire durant toute l'épidémie des Indes et d'Extrême-Orient.

OBSERVATION I. — *Aglaïa :* 44 hommes d'équipage, 3 passagers ; parti de Bombay le 1er septembre 1900 ; arrivé à Aden le 10, à Suez le 17.

Un cas suspect le 3 septembre.

OBSERVATION II. — *Inchkeith :* 26 hommes d'équipage ; parti de Calcutta le 7 octobre 1900 ; arrivé à Suez le 8 novembre.

Un cas de choléra sur un chauffeur le 21 octobre, décès le 22.

OBSERVATION III. — *Inchmoor :* 25 hommes d'équipage ; séjour à Probolingo (Java) où régnait le choléra du 29 juillet 1901 au 19 août.

Trois cas le 10 août ; un cas le 12 ; un cas le 15 ; un

demi et provenant d'Alexandrie infectée — il n'y eut
pendant le voyage que cinq décès par choléra et seize
malades ; ces navires portaient — matelots et passagers — 5326 hommes. Fauvel remarque encore
que tous les cas de choléra arrivés aux Dardanelles
se trouvaient sur des vapeurs, l'épidémie s'étant
éteinte sur les voiliers dont le voyage était plus long.

D'autre part, la Conférence de 1865 ajoute que,
si un bâtiment vierge de choléra vient se mettre au
contact d'un pays infecté, l'épidémie fait de grands
ravages à bord : c'est ici la seconde catégorie de
navires indiquée par Fauvel dans la citation repro-
duite plus haut. Nous n'avons pas, dans ce chapitre,
à nous occuper de ces derniers navires, car il ne
s'agit pas ici de *transport* du choléra, mais de sa
dissémination. Une ville infectée de choléra dissémine ses germes sur les bâtiments ancrés dans son
port, ceux-ci faisant comme partie intégrante de la
ville elle-même.

Ce que nous devons retenir, c'est la confirmation
donnée par Fauvel aux observations que nous
avons recueillies : il nous dit que le choléra se
manifeste rarement sur les passagers d'un navire
quittant un pays infecté et que, s'il se manifeste, il
s'y éteint rapidement ; nos exemples et les siens
concordent en tous points.

Mais alors — se demande Fauvel — comment
le choléra se propage-t-il par voie maritime ?

« La grande majorité des navires partis d'Alexandrie n'ont pas eu de choléra à bord pendant leur
traversée. N'en ont-ils pas moins propagé la maladie, même en l'absence de tout accident cholérique
constaté à bord ? Comment, dans ce dernier cas,
l'ont-ils propagée ? Nous ne saurions le dire avec

précision, mais il est certain qu'ils l'ont propagée
par la raison *décisive* que le choléra ne s'est manifesté *que là* où ils ont abordé. »

Fauvel étudie ensuite le transport du choléra
d'Europe à la Guadeloupe ; il examine le cas de
chacun des navires incriminés de ce transport,
montre qu'aucun de ceux-là ne peut être accusé et
termine en disant : « Reste la dernière supposition
dans laquelle la maladie aurait été importée, après
une longue traversée, par un navire venant d'un
lieu infecté, mais n'ayant eu aucun accident cholérique à bord. Quelle que soit l'exactitude de cette
version sur laquelle la Commission n'est pas en
mesure de se prononcer, il n'en résulte pas moins,
et c'est là un fait capital, que le choléra n'a éclaté
à la Guadeloupe qu'après l'arrivée d'une prove-
nance d'un pays infecté. »

Et la Commission de la Conférence de 1865 con-
clut: « ... Le danger d'importation par les navires
et celui de donner lieu à une épidémie grave ne
sont pas entièrement subordonnés à l'intensité, ni
même à l'existence des accidents cholériques à bord
des navires pendant la traversée. »

Ainsi donc, la Conférence de 1865 n'a pas craint
de mettre au jour une sorte de paradoxe sanitaire,
à savoir qu'un navire peut apporter le choléra
sans l'avoir ou plutôt sans paraître l'avoir. —
A notre tour, nous allons exposer des faits qui
montrent combien était juste l'opinion soutenue
à Constantinople, il y a quarante ans.

En 1902, 4772 pèlerins indiens arrivent au lazaret de Camaran, provenant des Indes britanniques
alors infectées de choléra. La mortalité de ces
pèlerins pendant le voyage s'élève à 4,61 p. 1000,

leur mortalité au lazaret pendant la quarantaine est de 1,80 p. 1000; durant le voyage et durant l'observation, aucun cas — même suspect — n'est constaté parmi eux.

Cette même année une épidémie de choléra ravageait les Indes néerlandaises qui envoyaient 7586 pèlerins à La Mecque; la moyenne de la mortalité de ces Javanais en cours de route fut de 3,93 p. 1000; au lazaret même elle fut de 1,13 p. 1000.

Ces chiffres étant semblables à la moyenne des années précédentes, on ne peut suspecter, ni du côté indien, ni du côté javanais, l'existence du choléra soit à bord, soit au lazaret, pour la bonne raison que, lorsque le choléra s'est manifesté à Camaran, il a toujours donné lieu à une mortalité moyenne de 27,20 p. 1000 des arrivages infectés (1).

Et cependant, malgré que tous les pèlerins soient demeurés indemnes jusqu'à leur arrivée au Hedjaz, le choléra n'en éclata pas moins à La Mecque en 1902, *sans qu'on pût déterminer son mode de transport depuis les Indes jusqu'à la ville sainte de l'Islam.*

Toujours en 1902, les pèlerins qui, après avoir quitté La Mecque infectée, rentraient dans le bassin de la Méditerranée, furent envoyés au lazaret de El-Tor. Ils y furent soumis à une longue observation, à des désinfections rigoureuses puisqu'une partie des objets suspects fut détruite par le feu; enfin, après le départ du lazaret, on ne constata plus aucun cas de choléra parmi les pèlerins, ni à bord des navires qui les emportèrent vers la Méditerranée, ni dans les lazarets qui les reçurent une

(1) D. BONDEAUX. Statistiques du lazaret de Camaran (Bureau d'hygiène, 1905).

seconde fois. Et cependant — quarante jours environ après que les hadjis eurent quitté la Mecque
— l'épidémie éclata en Égypte, dans une bour-
gade où venaient de rentrer une douzaine de
pèlerins. La commission chargée de faire une
enquête à ce sujet en Égypte ne put que terminer
son rapport par ces mots :

« La filiation scientifique, le mécanisme intime
et positif de l'infection de Moucha sont inconnus.
Il y a des coïncidences, des probabilités, mais non
de l'évidence. La porte reste donc ouverte à toutes
les hypothèses. »

En résumé — en 1865 comme de nos jours — on
arrive à cette conclusion paradoxale, mais cependant
exacte : le choléra *se transporte à longue distance*
par l'intermédiaire des hommes embarqués sur les
navires, bien que ces hommes demeurent indemnes
dans la majeure partie des cas, ou que le choléra
évident ait disparu de ces navires aussitôt après le
départ du point infecté.

Devons-nous — comme Fauvel et la Conférence
de 1865 — avouer que nous sommes à court
d'explication ? Non, certes, car maintenant nous
possédons la clef du problème.

Il est reconnu, à l'heure actuelle, que des microbes pathogènes peuvent exister dans l'organisme humain sans y manifester leur présence
par les phénomènes pathologiques qui leur sont
propres : c'est le fait que l'on a dénommé *microbisme* ou *parasitisme latent*.

L'hypothèse du transport possible du choléra
par microbisme latent avait été signalée par l'un
d'entre nous — dès 1902 et 1903 — au Conseil
supérieur de Santé de Constantinople à propos du

pèlerinage musulman. Ce Conseil ne semble pas jusqu'à présent s'être ému de ce problème ni avoir provoqué des recherches dans ce sens, recherches qu'il eût été facile de poursuivre au lazaret de Camaran et qui eussent éclairé d'un jour singulièrement nouveau la question de la propagation du choléra.

Le Conseil sanitaire maritime et quarantenaire d'Égypte, au contraire, s'y est intéressé vivement et, lors du pèlerinage de 1904-1905, il a entrepris une série d'expériences ayant pour but de rechercher la présence du vibrion cholérique dans l'intestin d'individus revenant du Hedjaz, bien que le choléra n'eût point fait apparition cette année-là parmi les pèlerins musulmans.

M. le Dr Gotschlich (1) a été envoyé au lazaret de Tor pour rechercher systématiquement les vibrions dans tous les cadavres sans exception. La recherche devait être fondée sur la réaction agglutinative obtenue par le sérum spécifique. C'est ainsi que l'on découvrit dans l'intestin de plusieurs pèlerins *russes et turcs* un vibrion qui était agglutiné à 1/2000 par le sérum spécifique ; le microbe du choléra de 1902 était agglutiné par ce même sérum à 1/4000. Or le choléra régnait dans certaines parties de la Russie et de la Turquie au moment du départ de ces pèlerins.

Les expériences ont été poursuivies en dehors du lazaret de Tor et les cultures envoyées à Berlin à l'Institut royal des maladies infectieuses. M. Gaffky, dans un rapport du 3 mai 1905, dit : « En supposant que la technique des expériences d'agglutination du

(1) *Bulletin quarantenaire d'Égypte*, n°s 258, 271, 275, 276, 277, année 1905.

lazaret de Tor soit sans objection, il faut considérer les vibrions trouvés comme de vrais vibrions du choléra.... Les pèlerins dans les intestins desquels ont été trouvés ces vibrions sont évidemment des *porteurs de bacilles.* Tous les savants au courant de l'épidémiologie du choléra savent que, parmi les personnes qui ont été en contact avec la matière infectieuse du choléra, il y en a beaucoup qui peuvent être dans ce cas. Nous savons que les malades atteints même légèrement de choléra peuvent héberger, jusqu'à quarante-huit jours après leur guérison, les vibrions du choléra dans leurs fèces. L'expérience prouvera si ce temps ne peut pas être beaucoup plus long dans certains cas exceptionnels.... »

M. Köhler, président du Bureau sanitaire impérial allemand, tout en ratifiant le 8 juin 1905 les conclusions du précédent rapport, voulut pousser les recherches plus loin ; il lui sembla nécessaire de compléter les expériences d'agglutination dans tous les cas douteux par l'épreuve de Pfeiffer, telle qu'elle est prescrite dans l'instruction allemande pour la constatation bactériologique du choléra. Le professeur Köhler ajoutait que, si le nouveau résultat était également positif, il serait démontré que les microbes du choléra peuvent pulluler pendant longtemps dans l'intestin de personnes saines et qu'ils peuvent être propagés de cette façon.

Les professeurs Kolle et Meinicke furent chargés de compléter les expériences précédentes ; en transmettant leur rapport, dont nous donnerons plus loin les conclusions, le professeur Gaffky s'exprimait ainsi (30 juin 1905) :

« Après les recherches très minutieuses de

MM. les professeurs Kolle et Meinicke, je partage l'opinion des experts bactériologues d'Égypte qui disent qu'il s'agit sans aucun doute, dans tous les cas, de véritables vibrions du choléra. Le résultat de l'examen bactériologique ne peut même pas être ébranlé par ce fait que, pendant le pèlerinage, aucun cas n'a été constaté qui ressemblât au choléra au point de vue clinique ou anatomo-pathologique.

« Nous savions déjà que les personnes ayant été exposées à l'infection peuvent héberger les germes spécifiques du choléra dans leur intestin sans montrer cliniquement les moindres symptômes de la maladie. Nous savions aussi, par des observations antérieures, que des porteurs de choléra, peuvent — sans altération visible de leur santé — héberger dans leur intestin pendant sept à huit semaines des vibrions capables de se reproduire. Les observations de Tor nous apprennent que ce temps peut être, selon les circonstances, encore plus long et que même plusieurs porteurs de choléra n'occasionnent pas toujours la maladie dans leur entourage.

« Pour le moment il nous est impossible de trancher la question de savoir si les vibrions du choléra perdent peu à peu leur virulence pour d'autres personnes par le séjour prolongé dans l'intestin d'un homme ; la dégénérescence de certaines des six colonies examinées semblerait prouver ce fait. Dans le cas présent, il est probable que, si les pèlerins russes et turcs hébergeant en eux le germe de la maladie n'ont pas provoqué le choléra dans leur entourage, c'est que leurs vibrions étaient très rares ou qu'il a manqué l'occasion favorable pour les faire passer sur des individus accessibles à la maladie.... »

Nous ne nous étendrons pas sur la nature des

dernières expériences faites par MM. les professeurs Kolle et Meinicke ; nous citerons seulement les conclusions de leur rapport daté du 30 juin 1905 et portant sur six cultures provenant de six pèlerins différents décédés au lazaret de El-Tor :

« 1° Les six cultures isolées à Tor dans les cadavres des pèlerins doivent être considérées, dans l'état actuel de la science, comme de vraies cultures de choléra ; elles sont tout à fait typiques au point de vue de leurs caractères biologiques (milieux de cultures, expérimentation sur les animaux) ; en outre, toutes les réactions d'immunité, même l'immunisation directe, ont donné un résultat positif.

« 2° L'utilité pratique et l'exactitude de l'épreuve d'agglutination ont été entièrement confirmées, ainsi que la doctrine de la spécificité absolue du vibrion du choléra. Sans l'emploi des réactions d'immunité, et tout spécialement de l'épreuve d'agglutination, il eût été impossible d'identifier les cultures soit à Tor, soit plus tard.

« 3° Les individus qui hébergeaient ces vibrions du choléra et qui moururent de maladies intercurrentes sont donc des *porteurs de choléra*. Par des recherches faites lors de la dernière épidémie de choléra en Allemagne (1892), on savait que les vibrions du choléra peuvent persister dans les selles des personnes atteintes de cette maladie jusqu'à deux mois après leur guérison. Il n'y a aucune raison pour ne pas admettre que, suivant les circonstances, ils peuvent se maintenir encore plus longtemps dans l'intestin.

« 4° Plusieurs raisons nous font supposer que les pèlerins ont apporté de leur patrie le germe du choléra, notamment le fait démontré par le professeur Gotschlich que tous les porteurs de choléra provenaient de la Turquie d'Asie ou de la Russie où le choléra régnait au moment du départ des pèlerins pour La Mecque (décembre 1904, janvier 1905). Parmi les porteurs de choléra, il n'y avait aucun pèlerin africain.

« 5° Il est impossible d'expliquer d'une manière sûre pourquoi une épidémie n'a pas éclaté parmi les pèlerins, bien que l'agent infectieux se soit trouvé chez quelques-uns d'entre eux. Le fait que les six cultures ont été obtenues par le procédé de l'eau peptonée laisse supposer que les vibrions étaient peu nombreux chez les pèlerins en question. Peut-être aussi les pèlerins turcs se sont-ils tenus à l'écart des autres pèlerins ? On ne sait pas non plus combien d'entre eux possédaient l'immunité contre le choléra. Enfin, il ne faut pas rejeter la supposition que les cultures n'offraient qu'une faible pathogénèse pour les hommes. On ne peut pas conclure de la pathogénèse des vibrions pour les cobayes à celle qu'ils possèdent à l'égard des hommes. »

En résumé, tout individu provenant d'une localité infectée peut être porteur, dans son intestin, du vibrion cholérique à l'état latent. Deux cas se présentent alors :

1° Des individus — comme dans les exemples précédents puisés au lazaret de El-Tor — conservent pendant un temps très long ces vibrions dans l'intestin, sans créer autour d'eux une contagion quelconque.

2° Des individus — comme dans l'hypothèse émise au sujet des pèlerins indiens qui ont traversé sans incident le lazaret de Camaran et n'ont rendu

visible qu'à La Mecque le choléra qu'ils portaient
en eux — arrivent d'un centre infecté et créent
autour d'eux une nouvelle épidémie parce que leur
vibrion rencontre tout à coup les conditions favorables à son développement, soit sur les porteurs
de bacilles eux-mêmes, soit dans leur entourage
immédiat.

Mais si ces hommes — ainsi en état de microbisme latent — voyagent pendant qu'ils portent
cette culture intestinale, le cas initial pourra se
produire très loin du foyer primitivement infecté
et causer de la sorte une nouvelle épidémie fort
distante de la première ; voilà résolue la question
du *transport* du choléra.

Il reste cependant un autre point à éclaircir :
pourquoi les matières fécales des hommes en état
de parasitisme latent deviennent-elles subitement
dangereuses au moment du débarquement, alors que
pendant tout le cours de la traversée elles n'ont amené
aucune atteinte dans un milieu même encombré ?
La réponse est facile : sur le navire — et depuis la
plus haute antiquité — a existé et existe le *tout à
la mer* ; les matières fécales ne séjournent jamais à
bord : à peine émises, elles sont rejetées dans
l'Océan ; elles ne peuvent donc jamais nuire.

Nous croyons pouvoir conclure de tout ce qui
précède que le choléra se *transporte à longue distance*
de la manière suivante :

Un navire emporte avec lui un certain nombre
de personnes qui viennent de subir l'influence d'un
milieu infecté ; presque tous ces individus sont
porteurs — dans leur intestin — du vibrion cholérique qui persiste chez un ou plusieurs d'entre eux
et devient — au moment de l'arrivée en un pays

indemne et où n'existe plus le *tout à la mer* —
dangereux pour l'entourage nouveau.

La propagation du choléra. — Ici il ne s'agit
plus du *transport* du choléra à longue distance ; il
s'agit de l'extension de ce choléra d'une ville à une
autre, dans une région infectée. Dans quelles limites
et sur quelle distance peut avoir lieu cette *propagation* ? Le problème est assez difficile à résoudre,
car les limites de la *propagation* sont en rapport
avec les moyens de locomotion existant dans chaque
pays. Il est clair que le rayon de *propagation* du
choléra ne sera pas égal en Europe et en Arabie ;
sur notre continent on parcourt en douze heures
les 860 kilomètres qui séparent Paris de Marseille,
tandis qu'en Arabie il faut six ou sept jours au
moins pour franchir les 240 kilomètres existant
entre Médine et Yambo.

Ceci dit, nous reprendrons, dans l'étude des
modes de *propagation* du choléra, le rôle joué
par les divers intermédiaires déjà énumérés à
propos du *transport*.

1° et 2° LES MARCHANDISES, LES EFFETS ET LES BAGAGES.
— Il est évident que ces objets peuvent avoir une
influence dans la *propagation* du choléra, bien que
leur action — et surtout celle des marchandises,
négligeable dans la pratique — soit des plus limitée.

Les effets ou les linges — d'une contamination
plus facile que les marchandises — ne nous ont point
paru aptes au *transport* du choléra. En revanche
nous leur accordons un rôle possible dans sa *propagation*. Une conclusion très nette s'impose en con-
séquence : l'action nocive des effets et linges cesse
à un moment donné, puisqu'ils *propagent* le choléra,
mais ne le *transportent* pas ; il n'y a en réalité — entre

ces deux ordres de faits — qu'une question de longueur de temps.

Les expériences de laboratoire prouvent que le
vibrion cholérique est un des microbes les plus
fragiles : la dessiccation, même assez lente, le
détruit en trois ou quatre jours. Il s'ensuit qu'après
un long trajet comme celui des Indes à Marseille, ces
microbes ne sauraient conserver leur vitalité et rede-
venir subitement dangereux au moment de l'arrivée. Au contraire, si ces mêmes germes sont transportés sur des linges de Marseille au Havre ou
même de Constantinople à Paris, ils pourront conserver leur pouvoir contagieux, malgré le temps
passé à faire le voyage.

Le choléra peut donc se *propager* par les effets et
linges infectés, mais l'étendue de sa migration est
forcément limitée à la distance qu'on peut parcourir pendant le temps où le microbe incriminé
demeure vivant et actif à la surface des objets.

3° L'EAU POTABLE. — Il nous paraît inutile de
nous étendre sur la *propagation* du choléra par
l'intermédiaire de l'eau potable transportée. Si,
dans les pays lointains, les indigènes ont conservé
— et pour cause — l'habitude de voyager avec la
provision d'eau nécessaire à leur déplacement, il
n'en est pas de même en Europe. Tout au plus pourrait-on entrevoir la possibilité d'une semblable infection par l'intermédiaire des wagons-restaurants.

4° LES INDIVIDUS MALADES. — Un individu malade
se déplaçant rarement — surtout pour un voyage
de plusieurs heures, — on peut admettre que la
propagation du choléra ne se fait pas de la sorte,
bien qu'ici les conditions de la contagion soient
particulièrement à redouter.

5° LES INDIVIDUS SAINS TOUT AU MOINS EN APPARENCE.
— Ces individus sains peuvent se diviser en deux
groupes.

D'un côté nous placerons ceux qui se trouvent
en état de microbisme latent; de l'autre ceux qui
sont dans la période d'incubation de la maladie.

Les premiers, capables de *transporter* le choléra,
peuvent, à plus forte raison, le *propager*; l'action,
qui se fait sentir sur une grande étendue, s'exerce
a fortiori sur un espace plus limité.

Le second groupe comprend les individus qui
ne peuvent *transporter* le choléra, mais qui jouent
un rôle puissant dans sa *propagation*; ce sont les
personnes en état d'incubation, amenées par les
navires ou par la voie ferrée.

Citons quelques exemples de cette *propagation*,
tout au moins par navires, bien qu'elle soit aussi
dangereuse par chemin de fer.

OBSERVATION XIV. — *Ismaïlia :* parti d'Alexandrie
le 11 septembre 1902 ; arrivé à Clazomènes (lazaret de
Smyrne) le 16.

Un chauffeur a des vomissements et de la diarrhée ;
il est isolé comme suspect de choléra.

OBSERVATION XV. — *Fayoum :* parti d'Alexandrie
le 22 septembre 1902 ; arrivé à Port-Saïd le 23.

Un cas se déclare à bord pendant la traversée.

OBSERVATION XVI. — *Royal :* parti d'Alexandrie le
11 janvier 1903; arrivé à Malte le 15.

Un décès par choléra se produit en route, deux cas
existent à l'arrivée, quatre autres cas se manifestent au
lazaret (1).

(1) *Bulletin quarantenaire d'Égypte,* 1902-1903.

Dans ces trois observations toutes les personnes devenues malades ultérieurement avaient quitté Alexandrie en très bonne santé. Sur ces 9 cas, 4 se sont produits en cours de route et ont, par conséquent, été décelés par les autorités sanitaires, mais les 5 autres auraient pu être la cause de contaminations consécutives.

Nous conclurons en disant que la *propagation* du choléra — d'une ville à une autre — peut s'effectuer, comme le *transport*, par l'intermédiaire d'individus en état de microbisme latent, mais qu'à ce mode nous devons ajouter deux autres procédés d'extension cholérique : les effets et les bagages infectés de déjections et les individus en état d'incubation de choléra. La durée de résistance du vibrion cholérique à la dessiccation ne dépassant pas trois à quatre jours et les phénomènes de l'incubation ayant une durée qui ne dépasse pas d'ordinaire quatre à cinq jours, on peut dire que — dans la pratique — le choléra ne saurait se *propager* d'un seul bond dans un rayon plus étendu que celui qui peut être parcouru pendant ce même laps de temps de cinq jours, en tenant compte — bien entendu — de la rapidité des moyens de locomotion en usage dans chaque pays.

La dissémination du choléra. — Le choléra vient d'apparaître dans une cité, dans un village, comment va-t-il s'étendre de maison en maison ? Bien qu'ici le problème paraisse se restreindre et le cercle d'investigations se resserrer, c'est au contraire le moment où les modes d'extension les plus divers, déjà cités, vont tous entrer en action et déterminer ces explosions soudaines de choléra auxquelles on a pu assister à plusieurs reprises dans notre pays même.

1° et 2° Les *effets et les linges* joueront un rôle puissant de *dissémination*, parce qu'ils auront été récemment souillés par des déjections cholériques n'ayant pas eu le temps nécessaire pour se dessé-cher, c'est-à-dire pour que le microbe ait perdu son pouvoir infectieux.

3° L'*eau potable* pourra devenir le véhicule de la contagion, si des matières fécales, des déjections contaminées récemment émises ont pu se frayer un chemin jusqu'à la nappe d'eau souterraine ou jus-qu'aux puits et citernes.

4° Les *malades* infecteront leur entourage par leurs déjections représentant des cultures pures du microbe dangereux.

5° Les *hommes sains*, eux-mêmes, pourront être une cause de contagion pour leurs voisins, puisque leurs matières fécales contiendront — dans un grand nombre de cas — le vibrion cholérique qui n'aura pas activement proliféré chez eux, et qui pourra devenir pathogène chez un autre.

Quel que soit l'intermédiaire envisagé dans ces différents cas, nous trouvons dans tous un véhicule unique de l'infection : les matières fécales, les vomissements, en un mot les déjections, et tout aussi bien celles des hommes sains que celles des malades. C'est d'ailleurs le principe admis par la Conférence de Constantinople (1865), qui s'expri-mait ainsi :

« La matière des déjections cholériques étant incontestablement le principal réceptacle de l'agent morbifique, il s'ensuit que tout ce qui est conta-gionné par ces déjections devient ainsi un récep-tacle d'où le principe générateur du choléra peut se dégager sous l'influence de conditions favorables.

Il s'ensuit encore que la genèse du germe cholérique a lieu probablement dans les voies digestives, à l'exclusion, peut-être, de tout autre appareil de l'organisme. »

La science moderne a depuis complété quelques-unes de ces données ; nous pouvons dire maintenant : les déjections de beaucoup de personnes — en temps de choléra — sont le réceptacle du vibrion cholérique ; tout ce qui est contaminé par ces déjections devient à son tour un foyer dangereux, tant que la dessiccation, la désinfection, ou l'altération spontanée ne l'ont pas détruit. La multiplication du microbe du choléra a lieu dans les voies digestives à l'exclusion de tout autre appareil de l'organisme, mais sans y manifester forcément sa présence par des troubles pathologiques.

La prophylaxie applicable au choléra se restreint et s'amplifie donc tout à la fois : elle se restreint, puisque nous savons que la lutte ne doit viser que la destruction des seules déjections fraîches partout où elles se rencontrent ; elle s'amplifie, puisque nous apprenons que cette lutte doit porter sur toutes les déjections, aussi bien celles des hommes sains en apparence que celles des malades.

Nous voici maintenant au seuil d'un problème important entre tous à résoudre au point de vue prophylactique : comment le vibrion cholérique parvient-il d'ordinaire de ces déjections jusque dans les voies digestives des individus vivant dans le milieu infecté ?

Par l'eau potable infectée de déjections cholériques, nous disent les uns. Il est impossible de nier qu'il n'y ait là, en effet, un des modes de *dissémination* du choléra, mais est-ce le seul ?

Cette cause explique-t-elle toutes les épidémies ? Non, malheureusement. Il suffit d'étudier les épidémies de Constantinople en 1894 (1), de l'Arabie ou du Yémen, pour se rendre compte que l'eau potable n'a joué dans ces épidémies qu'un rôle très secondaire de dissémination. Les puits de Yambo, par exemple, sont à 18 kilomètres de la ville, à l'écart de toute route, et nous ne pensons pas que les malades, ni même les hommes sains, aillent déposer leurs déjections à de semblables distances. Les citernes de Djeddah sont en partie dans la ville, mais surtout à la périphérie et à une certaine distance ; parmi ces dernières, se trouve celle du gouvernement à l'usage des soldats ; or, chaque fois que le choléra éclate à Djeddah, ceux-ci paient un lourd tribut à l'épidémie, alors que leur provision d'eau — par son éloignement de toute habitation et de tout passage — est difficile à infecter. Bien plus, il existe certaines bourgades au Yémen qui n'ont point d'eau potable à proximité ; elles ne sont pas pour cela exemptes du choléra qui dévaste leur population aussi régulièrement et pendant un temps aussi long que celle des autres villages.

Exemple : à Salif — agglomération d'environ 1 500 personnes construite sur une mine de sel — on ne peut trouver une goutte d'eau potable à plus de 30 kilomètres de distance sur la terre ferme ; les habitants, pour s'approvisionner — traversent chaque jour un bras de mer et viennent emplir leurs récipients aux puits de l'île de Camaran. Or — en juillet 1902 — le choléra existait à Salif et

(1) A. CHANTEMESSE, L'épidémie de choléra de Constantinople (Sem. méd., 1894).

ne faisait pas une seule victime parmi les habitants de Camaran. Et pourtant ceux-ci — comme ceux de Salif — consommaient une eau puisée au même endroit, dans les mêmes puits : pourquoi cette eau aurait-elle été nocive exclusivement pour les seconds et pas pour les premiers? Devant une semblable anomalie, il vaut mieux admettre que, dans ce cas, l'eau n'était nullement infectée, mais que le choléra se *disséminait* à Salif grâce à un autre mode.

Étaient-ce alors les poussières que certains incriminent? Non encore, car la réduction des matières fécales en parcelles assez ténues pour voltiger au gré de l'air implique une dessiccation préalable par l'action du soleil ; au moment où ces matières seront devenues pulvérulentes, le vibrion cholérique — éminemment fragile à la dessiccation — pourrait ne plus être considéré comme une source importante de danger.

Il nous faut donc étudier les épidémies de choléra en elles-mêmes et sans parti pris et rechercher, parmi les actions extérieures qu'elles subissent, si l'on découvre des influences spéciales qui mettent sur la voie des différents modes de leur dissémination.

Action de la chaleur sur les épidémies de choléra. — Lorsque Fauvel, en 1865, traitait la question des déjections cholériques, il disait : « Le principe générateur peut s'en dégager sous des influences favorables ». Plus loin il développait sa pensée et il ajoutait : « Il est établi qu'en général l'évolution plus ou moins rapide d'une épidémie cholérique et sa marche plus ou moins envahissante sont en rapport avec l'élévation de la température ;

qu'ainsi la saison chaude accélère à la fois l'évolution et la marche de l'épidémie, tandis que l'hiver les retarde et parfois les arrête ». Enfin vient une restriction : « Le choléra n'a été exclu par aucun climat, par aucune température ».

Que se dégage-t-il de ces affirmations péremptoires combattues tout à coup par des restrictions ? C'est que la chaleur ou le froid n'agissent pas sur le vibrion cholérique lui-même, puisque les cas — pendant l'hiver — diminuent de nombre, mais non pas d'intensité ; il faut donc admettre que la chaleur ou le froid ont une influence qui — bien que manifeste — ne s'exerce pas sur le microbe lui-même. Sur quoi s'exerce alors cette action ?

Dans les deux autres grandes maladies pestilentielles exotiques, fièvre jaune et peste, on retrouve aussi puissante cette même action du froid et de la chaleur et on a pu, dans ces dernières années, en mettre au jour les raisons.

Pour la peste, la chaleur ou le froid n'agissent pas sur le microbe de Yersin ; celui-ci est aussi virulent en hiver, en été ou au printemps ; il manifeste son action pathogène en toute saison ; le nombre seul des cas varie, mais non leur gravité ; même, en certaines conditions de température rigoureuse, le microbe manifeste sa présence par une nouvelle forme de la maladie, la pneumonie pesteuse ; c'est bien là une preuve que la chaleur ou le froid restent sans action sur le microbe lui-même. Sur quoi agissent-ils alors ? Sur les hôtes intermédiaires du bacille, sur le rat ou sur les parasites qui se chargent de transporter le microbe du rongeur à l'homme. Il est clair que si, pendant l'hiver, le rat se renferme au fond de son trou, que si, pendant les pluies, ses parasites sont moins nombreux, les cas de peste humaine auront moins de facilité pour se produire, puisque l'hôte du microbe sera plus éloigné de l'homme et que les intermédiaires qui véhiculent le germe de l'un à l'autre seront assoupis ou détruits.

Dans la fièvre jaune, nous retrouvons la même action du froid s'exerçant encore ici d'une façon particulière : le froid n'agit pas sur le microbe qui continue à manifester sa présence par des cas plus rares, mais aussi intenses que pendant la saison chaude ; il rend paresseux et même quelquefois détruit le moustique véhicule du microbe, d'où diminution forcée des cas, sans cependant qu'il y ait diminution de leur violence.

Ne sommes-nous pas en droit de conclure — en matière de choléra — à une action semblable qui ne se produirait pas sur le vibrion cholérique lui-même, mais sur un intermédiaire transportant ce germe et lui permettant de pénétrer — sinon directement, tout au moins par une voie détournée — dans le tube digestif de l'homme ?

Supposons une ou plusieurs sortes d'insectes, existant pendant l'été, détruits par l'hiver et qui puissent charrier les vibrions cholériques des déjections où ils iraient les prendre jusqu'à certains aliments qu'ils ensemenceraient ainsi.

Sans parler des nombreux insectes qui — surtout dans les pays chauds — peuvent jouer ce rôle, n'en trouvons-nous pas, en Europe et partout ailleurs, un répondant en tous points au signalement de l'intermédiaire cherché ? Nous avons nommé la *mouche*.

IV. — MOUCHES ET CHOLÉRA

Historique de la question. — Le transport pos
sible de germes pathogènes par l'intermédiaire
des *mouches* a été entrevu depuis fort longtemps. Il
est même curieux d'assister à la genèse de cette
idée qui, tout d'abord généralisée à l'ensemble des
maladies considérées comme contagieuses, s'est peu
à peu spécialisée à certaines affections telles que la
fièvre typhoïde, le choléra, la dysenterie et même la
tuberculose, c'est-à-dire à celles qui pénètrent dans
l'organisme humain par la voie du tube digestif.

Ambroise Paré (1) — pour ne pas remonter
plus haut — attribue aux mouches un rôle certain
dans la propagation de la peste.

Plus tard *Mercuriale* (2) nous enseigne — toujours
en parlant de la peste — que des mouches sorties
des maisons infectées, où elles s'étaient posées
sur les corps des malades ou sur divers effets, por-
tèrent la maladie dans d'autres maisons saines, en
venant s'arrêter sur le pain ou sur les aliments.

Les *Éphémérides des curieux de la nature* rap-
portent que dans la peste de Vienne — 1713 —
des mouches qui avaient sucé le sang de malades
atteints par l'épidémie périssaient aussitôt.

C'est *Paullinus* (3) qui, le premier à notre connaissance, fit intervenir la mouche dans la transmission

(1) AMBROISE PARÉ, *OEuvres complètes*, divisées en 27 livres, 1575,
livre X, chap. VI.

(2) MERCURIALE, *De pestilentia in universum, præsertim de
Veneta et Patavina.* Venise, 1577.

(3) PAULLINUS. *Musca dysenteriæ genitrix* (*Academiæ Cæsareæ
Leopoldinæ naturæ curiosum Ephemerides.* Nuremberg, 1707).

des affections similaires au choléra, notamment de la dysenterie.

Dans le *Rapport à l'Académie royale de médecine sur le choléra morbus en 1831* (1) on lit ceci : « A Moscou, peu avant l'invasion de la maladie, l'atmosphère se couvrit de masses énormes de mouches vertes dont on ne détermina pas le genre. Il paraît que ce phénomène s'est aussi présenté plusieurs fois en Asie dans des circonstances semblables. »

En 1837, *Pariset* (2) peut écrire : « Des millions de mouches pénètrent dans les sépultures en Egypte pour sucer la sanie des cadavres et la déposer ensuite sur les objets extérieurs, les aliments, les vètements; pour l'inoculer sur le visage, les mains, les points de la peau qui sont à découvert. On a vu des charbons, on a vu la peste succéder à ce genre d'inoculations. »

Nous ne suivrons pas les auteurs anciens ou modernes dans tout ce qu'ils ont écrit à ce sujet et nous relaterons maintenant les seules observations ou recherches de ceux qui ont étudié la question au point de vue du choléra.

En 1853 (3), l'attention publique avait été attirée en Angleterre sur ce fait que l'apparition du choléra coïncidait toujours avec celle de mouches nombreuses. On se demanda même, à cette époque, s'il n'y avait pas une espèce particulière de mouches à laquelle serait dû le transport du choléra.

Fonssagrives (4) dit plus tard que les mouches

(1) KERAUDREN, etc., Rapport à l'Académie royale de médecine sur le choléra morbus en 1831. Paris, 1831.

(2) PARISET, Mémoires sur les causes de la peste. Paris, 1837.

(3) ROBERT KNOX, The cholera fly (*Lancet*, 1853, p. 479).

(4) FONSSAGRIVES, Les mouches au point de vue de l'hygiène (*Gazette hebdomadaire de Paris*, 1870, t. VIII, p. 370).

peuvent véhiculer d'un individu malade à un individu sain des germes morbides de nature diverse. Mais il s'occupe surtout des mouches piquantes et se maintient dans des généralités.

Il en est de même dans un long mémoire de *Magnin* (1).

Avec *G.-E. Nicolas* (2), nous entrons dans l'ère des observations plus précises et ayant porté sur plusieurs épidémies successives de choléra : « En 1849, lorsque je pénétrai dans les salles de l'hôpital de Malte, ma première impression fut que les mouches pouvaient jouer un rôle dans le transport du choléra. Il y avait dans ces salles un grand nombre de cholériques et les mouches — très voraces — se posaient aussi bien sur leurs déjections que sur leurs aliments ou sur les ustensiles servant à boire. En 1850, le *Superb* se trouvait à la mer depuis environ six mois avec le reste de l'escadre de la Méditerranée. Le choléra exista à son bord : en prenant la mer, les mouches étaient en grand nombre sur le navire, mais peu à peu elles diminuèrent et l'épidémie en même temps. Dès que le navire fut de retour dans le port de Malte — mais sans avoir communiqué avec la ville — les mouches revinrent à bord en grand nombre et le choléra reparut. Après quelques jours de croisière au large, nouvelle disparition des mouches, suivie d'une décroissance du choléra à bord. En 1845 et 1866, les périodes d'apparition et de disparition du choléra en Angleterre ont coïncidé

(1) MAGNIN, Mémoire sur la question du transport et de l'inoculation des virus par les mouches (*Journal d'anatomie et de physiologie*, 1875, p. 121).

(2) G.-E. NICOLAS, The fly in its sanitary aspect (*Lancet*, 1873, p. 724).

avec les moments d'apparition et de disparition des mouches, et le même phénomène s'observe en matière de fièvre typhoïde. »

En 1884, *Cornu*, professeur au Muséum, cherche à établir quel est le rôle possible des insectes dans la diffusion des maladies épidémiques (1). Cet auteur est frappé de deux faits connus de tout temps : l'irrégularité extrême de la dissémination dans beaucoup de cas, et l'efficacité avérée de certaines substances odorantes répandues dans l'air pour le purifier. Il lui paraît que ces deux faits — et d'autres encore — s'expliqueraient aisément s'il était admis que les maladies épidémiques sont, dans beaucoup de cas, transportées, non par l'aide de l'air (un grand nombre de germes ne supportant pas la dessiccation, *condition préalable du transport par l'air*), mais par des êtres animés, par des insectes qui se déplacent sous l'influence de causes multiples, peuvent suivre l'homme ou obéir à l'action du vent et se disséminer de la manière la plus imprévue.

Cornu ajoute : « Prenons un exemple. Si les germes de la fièvre typhoïde, du choléra se trouvent renfermés en nombre très considérable dans les déjections des malades, n'est-il pas évident que les insectes qui se posent sur les excréments, fumiers et substances analogues sont l'une des causes les plus actives de propagation de ces germes. Ces mouches ne peuvent-elles pas, pour le choléra, répandre le principe mortel? La trompe de ces petits êtres et leurs pattes suffisent largement à transporter de minuscules gouttelettes

---

(1) Cornu. *Recueil de médecine vétérinaire*, juillet 1884.

chargées d'un nombre immense de germes.

La même année *H.-W. Seton-Karr* (1) émet l'opinion que les mouches sont le véhicule qui transporte les germes du choléra asiatique. La mouche prend le microbe dans les déjections du patient pour le déposer ensuite dans les aliments ou dans l'eau.

Nous arrivons maintenant à l'époque où les connaissances microbiologiques se sont établies ; on sait quel est le germe du choléra et où il se rencontre : à l'hypothèse que les anciens pouvaient seule formuler, les auteurs pourront joindre désormais l'expérimentation.

Lors de l'épidémie de choléra de Hambourg — en 1892 — *Simonds* (2) constate que les mouches peuvent transporter le microbe du choléra qu'elles ont pris dans les selles des malades ; il place des mouches sur un intestin cholérique et les met ensuite en contact avec des plaques de gélatine : il obtient des cultures sur ces plaques. Ses expériences prouvent donc que les mouches peuvent transporter le germe encore vivant dans les soupes, les sauces ou le lait et devenir ainsi une cause de dissémination de l'épidémie.

Le Dr *G. Baillière* (3), résumant la question, dit ceci : « Les mouches se posent partout, aussi bien sur les crachats des phtisiques que sur les déjections des typhiques ou des cholériques et que sur nos aliments ; cet insecte ailé est donc, plus souvent qu'on ne croit, un semeur de maladies, soit qu'il

(1) SETON-KARR, *Times*, 8 août, 1884.

(2) SIMONDS, Fliegen und Cholera Uebertragung (*Deutsche medizinische Wochenschrift*, 13 octobre 1892).

(3) G. BAILLIÈRE, Les maladies évitables. Paris, 1898.

infecte l'organisme directement, soit qu'il l'infecte
indirectement, en contaminant d'abord les aliments. »

Dans son travail, *Ficker* (1) considère seulement
la question au point de vue de la fièvre typhoïde ;
mais ses résultats s'appliquent aussi bien au choléra, tout au moins dans leur sens général. Cet
auteur démontre par ses expériences que, plusieurs
jours après le contact avec des cultures typhiques, les
mouches peuvent encore contaminer les objets sur
lesquels elles se posent.

C'est encore au point de vue de la fièvre typhoïde
que *J. Preston Maxwell* (2) émet l'hypothèse de la
transmission de la maladie par les mouches,
mode de transmission qui serait vraisemblable-
ment la cause des épidémies de maison observées
dans le sud de la Chine.

Puis *Geddings* (3) retrace dans son ensemble
l'exposé de tous les faits anciens et modernes qui
doivent nous mettre en garde contre les insectes en
général et les mouches en particulier.

Le colonel *J. Lane Notter* (4) a remarqué, durant
la guerre du Transvaal, que les mouches jouent un
rôle certain dans la dissémination des germes de la
fièvre typhoïde.

La *Commission médicale américaine* qui fonc-

(1) FICKER, Typhus und Fliegen (*Archiv für Hygiene*, mars 1903,
p. 274).

(2) J. PRESTON MAXWELL, Typhoïd fever amongst the native of
Southern China (*Journal of tropical medicine*, juin 1903).

(3) GEDDINGS, Precis on the fly and mosquitos as carriers of
disease, 1903.

(4) Colonel J. LANE NOTTER, Spread of typhoïd fever, dysenterie
and allied disease among large communities with special reference
to military life in tropical and sub-tropical countries, 1904.

tionna pendant la guerre hispano-américaine a été
d'ailleurs amenée aux mêmes conclusions. *V. Vaughan* (1), un des membres de cette commission,
affirme que les mouches transportaient les germes
infectieux de la fièvre typhoïde. Il donne les raisons
suivantes de sa manière de voir : les mouches
fourmillaient sur les matières fécales dans les
cabinets d'aisance, elles visitaient les mess établis
sous la tente et se nourrissaient des mets préparés
pour les soldats. Dans quelques circonstances, de la
chaux ayant été récemment répandue sur le contenu
des cabinets, on vit les mouches se promener sur
les aliments avec leurs pattes blanches de chaux.
Les officiers — dont les tentes servant de mess
étaient protégées par des grillages — souffrirent
proportionnellement moins de la fièvre typhoïde
que ceux dont les tentes n'étaient pas protégées
de la même façon. La fièvre typhoïde disparut
graduellement vers la fin de 1898, à l'apparition de
la saison froide, par conséquent en même temps
que les mouches. .

Tsukuki (2), en Chine, lors de l'épidémie de
choléra de 1902, fait de nouvelles recherches sur
le sujet : ces observations ont donc été relevées
durant l'épidémie actuelle, alors qu'elle sévissait
dans le nord de la Chine. Tsukuki fait d'abord
remarquer que les mouches sont nombreuses en
Chine et qu'elles sont considérées par les étrangers
comme une des graves incommodités du pays;

(1) V. VAUGHAN, cité in *Guide pratique pour la désinfection*,
par ROSENAU. ALLAN et VIDAL, Paris. 1905.

(2) J. TSUKUKI, Recherches et observations épidémiologiques
sur l'épidémie de choléra du nord de la Chine en 1902 (*Archiv für
Schiffs- und Tropen-Hygiene*, février 1904).

il ajoute que les mouches, se plaçant de préférence sur les aliments et les matières fécales, représentent un moyen puissant de dissémination du choléra dans une localité et qu'elles peuvent même jouer un rôle dans la propagation de l'épidémie, puisqu'elles peuvent être transportées — après leur contamination — par les bateaux fluviaux.

Tsukuki apporta dans une maison où avaient eu lieu des cas de choléra plusieurs boîtes de Petri contenant un milieu de culture stérile ; elles furent ouvertes dans la chambre des malades et dans la cuisine : les mouches se précipitèrent dessus. Les boîtes furent ensuite refermées, transportées au laboratoire et, par les méthodes ordinaires, on put isoler le vibrion du choléra qui avait été déposé à leur surface par les mouches de la maison infectée.

L'expérience ainsi réalisée n'ayant rien d'artificiel, on peut donc en conclure que le transport direct du vibrion cholérique peut avoir lieu par l'intermédiaire des mouches et peut aisément se produire dans la nature.

Enfin, le Dr *Montel* (1), se trouvant dans la basse Indo-Chine, lorsque le choléra actuel traversa cette région, a inséré dans ses notes sur le sujet les lignes suivantes : « Il doit y avoir cependant d'autres causes de propagation que la voie hydrique. Nos observations nous ont permis de croire que les mouches servaient souvent de véhicule à l'infection. J'ai remarqué, en effet, qu'à Kampôt et à Chaudoc jamais les mouches n'avaient été aussi nombreuses qu'au moment de l'épidémie.

(1) MONTEL, médecin des troupes coloniales, Notes sur le choléra en basse Indo-Chine (1902-1903) (*Annales d'hygiène et de médecine coloniales*, septembre 1905).

Dans beaucoup de maisons, *j'ai pu voir ces insectes bourdonner en essaim autour des malades et s'abattre sur eux et sur leurs déjections qu'ils pompaient avidement ; ils allaient ensuite se poser aussi nombreux sur le riz blanc, humide et tiède, dont était pleine la soupière destinée aux repas de la famille que l'on prenait sur une table à côté du malade....*

« Il est tout à fait possible, *il est même probable,* que ces mouches transportent, collées à leurs pattes et à leurs trompes, des bacilles virgules et servent ainsi de véhicule aux germes infectieux qui peuvent être absorbés par les bien portants avec leur nourriture....

« L'abondance des mouches est telle au moment du choléra et coïncide si bien avec les périodes d'intensité de l'épidémie qu'elle *pourrait bien avoir une grande importance.* »

Si nous ajoutons que l'un d'entre nous avait fait les mêmes remarques au Yémen, en 1902, sans pouvoir aller plus loin dans ses investigations, faute de matériel, on voit que depuis de longues années déjà le transport possible des germes cholériques par l'intermédiaire des mouches avait été entrevu par de nombreux auteurs. Il n'est donc pas sans intérêt d'élucider cette question, puisqu'elle peut amener de grandes modifications dans les mesures prophylactiques à édicter contre le choléra.

La mouche. — Il ne rentre pas dans le cadre de cette étude de donner l'histoire naturelle de la *mouche* ; nous voulons simplement fournir quelques renseignements sur cet insecte et surtout indiquer comment sa structure anatomique lui permet non seulement de transporter, mais encore de conserver vivant dans son corps le vibrion cholérique.

Sous le nom de *mouches* (1), Linné comprenait tous les diptères, à l'exception de quelques rares espèces ; maintenant on ne désigne plus ainsi que les insectes de la famille des *muscidés*, dont la mouche domestique représente le type le plus commun. Les mouches forment la famille la plus considérable de l'ordre des diptères ; on en connaît en effet 20 000 espèces des plus différentes.

D'une manière générale, les muscidés ont des antennes composées de trois articles dont le dernier porte à sa base une soie tantôt velue, tantôt nue ; la trompe est infléchie ; le thorax offre une suture transversale et les tarses présentent entre leurs griffes simples deux palettes appelées *pulvilli*.

La mouche domestique — *Musca domestica* — est cendrée avec la face noire à côtés jaunâtres ; elle porte des soies antennales empennées de chaque côté jusqu'à la pointe. Le thorax est gris avec des lignes noires ; l'abdomen, pâle en dessous et d'un jaune transparent sur les côtés, est marqueté de noir ; ses quatre anneaux ne portent pas de grandes soies sur leur face dorsale et la face interne des jambes médianes manque également de soies. Les œufs sont pondus en amas de 60 à 70 sur les excréments, le pain, les céréales, la viande.

La mouche domestique se rencontre sur toute la surface du globe, depuis les pays froids jusqu'aux régions chaudes ; elle s'empare, dans les habitations, de tout ce qui peut lui servir d'aliments.

A l'arrière-saison, au moment des premiers froids, les mouches sont frappées d'une affection

---

(1) La Grande Encyclopédie, article *Mouche*.

cryptogamique; on les rencontre alors fixées le long des murs, les pattes légèrement étendues. L'abdomen est gonflé et le tégument fait saillie entre les jointures des anneaux sous forme de crêtes couvertes de moisissures ; l'abdomen paraît ainsi cerclé de brun et de blanc. Si on vient à l'ouvrir, il est vide et moisi. La place occupée par ces mouches est couverte de champignons pareils à ceux que renferment les cadavres. Ces cryptogames portent le nom d'*Empusa muscæ* et peuvent servir à inoculer la même maladie à des mouches saines.

Nous avons dit que le nombre des espèces de mouches est considérable ; nous en citerons quelques-unes des plus communes (1) :

M. turguriorum (dans les campagnes), *M. fenestralis*, — *M. compressa* (Espagne), — *M. lateralis*, — *M. oleæ*, — *M. larvata*, — *M. lurida*, — *M. bifasciata* (Amérique), — *M. melanopyrrha*, — *M. alterabilis*, — *M. strigosa*, — *M. argentea*, — *M. rustica*, — *M. canicularis*, — *M. pluvialis*, — *M. cellaris* (très commune en Europe), — *M. putris* (fromages, fumiers), — *M. cibaria* (aliments), — *M. stercoraria* (très commune en Europe).

Transport des microbes par la mouche. — L'histoire naturelle de la mouche nous montre qu'elle peut transporter le vibrion cholérique de deux manières différentes.

La mouche peut — en premier lieu — être pour le microbe un véhicule inerte. En effet, si une mouche se pose sur des matières fécales et de là se rend sur des aliments quelconques, des vibrions cholériques resteront attachés à ses pattes, ses

(1) Encyclopédie méthodique : *Histoire naturelle*, article *Insectes*, par M. OLIVIER, docteur-médecin, t. VII, 1762.

antennes, ses soies, à l'extérieur de sa trompe, en un mot sur tout son corps. Ces vibrions seront alors transportés sur un nouveau milieu, y seront ensemencés et pourront s'y cultiver si ce milieu leur est favorable et si la température est suffisante pour leur développement.

Mais la trompe de la mouche peut jouer — en second lieu — un rôle plus important : elle conserve le microbe et l'ensemence successivement sur plusieurs milieux.

Quand une mouche rencontre un sirop trop épais pour qu'il puisse être absorbé par sa trompe, elle peut le rendre suffisamment liquide ; quand elle rencontre une matière solide, elle peut en diluer de petites parties. En effet, la mouche renferme dans son corps une provision d'un liquide très fluide ; lorsqu'il est nécessaire, elle en fait jaillir une goutte par le bout de sa trompe et laisse tomber cette goutte sur l'aliment qu'elle veut mettre en état d'être absorbé.

Par conséquent, lorsqu'une mouche se posera sur des matières fécales infectées, elle fera sourdre une partie de ce liquide qui se contaminera, et restera contaminé pendant un certain temps. Cette mouche conservera donc son pouvoir d'infection, tant que ce liquide ne sera pas complètement renouvelé et, chaque fois qu'elle se nourrira d'un aliment nouveau, elle y déposera des microbes.

Le Dr Tsukuki ayant montré par ses expériences la réalité du transport des vibrions cholériques par l'intermédiaire des mouches, notre expérimentation personnelle a eu surtout pour but de rechercher pendant combien de temps ces mouches conservent le pouvoir infectieux. Le pro-

blème était important à résoudre ; en effet, si
ce temps de contamination est plus ou moins prolongé, la mouche peut devenir un moyen soit de
transport, soit de propagation, soit de dissémination
d'une épidémie.

*Recherches sur la durée de la contamination
des mouches infectées.* — Les expériences faites
ont eu pour idée directrice générale de mettre des
mouches en contact avec un milieu contaminé, puis
de les laisser sans nourriture pendant un certain
temps. Ce laps de temps écoulé, nous avons ensemencé des milieux stériles les uns avec les pattes,
trompes, etc., en un mot avec les parties ayant été
en contact directavec les vibrions cholériques, et les
autres avec le contenu intestinal de la mouche. Il
nous a été possible de déterminer ainsi tout à la
fois pendant combien de temps les mouches étaient
infectées extérieurement et intérieurement.

PREMIÈRE EXPÉRIENCE. — Une culture de choléra —
sur plaque de gélose — est disposée au fond d'un
bocal stérile et six mouches demeurent emprison-
nées pendant deux heures dans ce bocal. Au bout
de ce temps, les mouches sont enlevées du premier
vase et placées dans un vase suivant, toujours stérile, où elles sont conservées pendant *trois heures*
sans recevoir de nourriture.

Les pattes, les trompes, en un mot les parties
extérieures de trois de ces mouches sont alors
arrachées et ensemencées : *elles donnent une culture
de choléra.*

Douze heures après, le contenu intestinal des
trois dernières mouches est ensemencé dans trois
tubes différents : *deux seulement donnent une culture de choléra.*

DEUXIÈME EXPÉRIENCE. — Cette seconde expérience
est la répétition de la précédente, avec cette seule
différence que les mouches ont été conservées dix-
sept heures sans nourriture après leur contact avec
le milieu infecté de choléra.

L'ensemencement fait avec les pattes et avec les
trompes a été encore *positif* ; par contre, celui fait
avec le contenu intestinal a été *négatif* dans tous
les cas.

TROISIÈME EXPÉRIENCE. — Pour cette dernière
expérience, les mouches ont été conservées comme
précédemment, mais pendant une durée de quarante-
huit heures. Ici nous n'avons obtenu *aucune culture*
ni au moyen des pattes ou trompes, ni au moyen
du contenu intestinal.

Mouches et microbisme latent. — Les expériences précédentes montrent que si la mouche
peut *disséminer* le choléra pris dans un endroit
préalablement infecté, elle n'est pas apte à le *transporter* dans un pays lointain, sa contamination dis-
paraissant au bout de vingt-quatre heures environ.
Théoriquement la mouche pourrait *propager* le
choléra dans le rayon parcourable durant ces
vingt-quatre heures, mais pratiquement nous ne
concevons guère comme fréquents les voyages des
mouches dans un wagon de chemin de fer, par
exemple ; cependant les bateaux fluviaux offriraient
peut-être quelques faits d'une propagation semblable, qui en tout cas ne saurait être bien lointaine.
En résumé et dans l'immense majorité des cas, la
mouche ne jouera donc que le rôle d'agent dissé-
minateur de l'épidémie.

Elle disséminera le choléra en prenant les vibrions
dangereux dans les matières fécales et en les ense-

mençant sur nos aliments ; certains de ceux-ci ne
constituent pas un milieu de culture favorable,
mais d'autres, par contre, permettront au vibrion de
se développer rapidement et pendant un temps plus
ou moins prolongé. Différents auteurs ont fait des
recherches à ce sujet : dans le lait, le vibrion persiste et se cultive durant plusieurs jours ; dans le
beurre, il peut se conserver pendant un mois ; il
disparaît dans le fromage au bout de vingt-quatre
heures ; il est détruit en deux heures dans le vin,
le thé, le café et le cidre ; il demeure vivant pendant cinq à six jours à la surface des fruits et pendant treize à quatorze jours sur celle des légumes.
Il lui suffira d'ailleurs de conserver sa vitalité
durant quelques heures et de se multiplier dans un de
nos aliments pour contaminer toute une famille.

Nous avons exposé les connaissances actuelles
au sujet du microbisme latent et du transport des
vibrions par les mouches ; nous allons montrer
comment ces deux phénomènes — en se com-
plétant — peuvent expliquer un certain nombre
de faits qui, dans l'épidémiologie du choléra,
étaient demeurés jusqu'à présent obscurs.

Nous n'accordons pas aux mouches un rôle exclu-
sif ; les autres modes de dissémination ont leur
valeur certaine. On peut, sans doute, toucher des
linges récemment souillés avec la main, puis la
porter à la bouche ou à ses aliments et contracter
le choléra. Les eaux peuvent être infectées par
infiltration de matières fécales et devenir ainsi la
cause d'une partie de l'épidémie. Nous insistons
seulement ici sur un nouveau mode de dissémination qui — joint aux autres — nous permet d'expliquer plus complètement la marche du choléra.

Parmi les modes divers d'extension de l'épidémie, ne retenons plus maintenant que les individus *porteurs de bacilles* et les *mouches* disséminant ces bacilles, nous pourrons nous mieux rendre compte de certains faits épidémiologiques.

Les épidémies de choléra augmentent d'intensité avec les temps orageux et lourds. Or les orages ont une action à la fois sur les déjections et sur les mouches. Ils empêchent les matières fécales de se dessécher, ce qui amènerait la destruction rapide du microbe; ils permettent aussi aux mouches de se développer en plus grande quantité.

Le froid, par contre, agit en stérilisant, si on peut ainsi parler, les matières fécales et en empêchant l'éclosion des insectes; c'est pour cela que les épidémies ne s'élèvent guère au-dessus du 60ᵉ degré de latitude nord, au delà duquel les mouches deviennent, d'ailleurs, de plus en plus rares.

Le choléra règne avec une intensité particulière dans les pays sales, bas et humides, comme sur les bords des rivières de Chine; c'est en effet dans ces zones que les matières fécales sont toujours abandonnées sur le sol et que les mouches sont les plus nombreuses. Lorsqu'une épidémie cholérique sévit au Hedjaz, c'est dans la ville de Yambo qu'elle se montre le plus sévère et c'est dans cette même ville que l'absence de toute voirie laisse éclore le plus grand nombre de mouches. Ces insectes existent en telle quantité à Yambo que — surtout pendant l'été — il est à peu près impossible à un Européen de séjourner à terre. Il en est de même à Bassorah, ville fréquemment visitée par le choléra : on est obligé, pour faire la sieste durant le jour, de se placer sous une moustiquaire afin de se protéger du contact énervant des mouches.

« Le choléra s'éteint à bord des navires comme s'il lui manquait, dans les conditions ordinaires de l'habitation nautique, un milieu favorable à sa reviviscence... (1). » Telle est l'opinion d'un observateur; en effet il manque à bord des navires les deux facteurs nécessaires à la dissémination du choléra. Les matières fécales sont constamment projetées à la mer et — en admettant même que les cabinets d'aisance ne soient pas tenus proprement — les mouches n'existent pas à bord ou plutôt elles disparaissent rapidement — comme tous les insectes ailés — dès que le navire est au large. Elles réapparaîtront lorsqu'on mouillera dans un nouveau port; à ce moment précis on verra renaître le choléra à bord, comme dans les exemples de Malte et de la guerre de Crimée, si les lieux d'aisance ne sont pas d'une propreté rigoureuse.

La Conférence de Constantinople, s'en tenant aux faits établis par l'expérience, concluait que les grands déserts étaient une barrière très efficace contre la propagation du choléra ; c'était pour elle une chose certaine, résultant d'observations nombreuses, mais qu'elle ne pouvait expliquer. Pourquoi le désert arrête-t-il le choléra ? C'est justement parce que dans sa traversée il se produit des faits analogues à ceux que nous signalons à bord des navires. Chaque jour la caravane abandonne derrière elle les matières fécales dangereuses et perd tout contact avec elles; les malades se font de moins en moins nombreux, puis, chez les derniers pèlerins, les phé-

---

(1) LEGRAND, cité par P. COUTEAUD et H. GIRARD, *L'hygiène dans la marine de guerre moderne,* 1905.

nomènes de microbisme latent disparaissent peu à
peu et, lorsque la caravane parvient aux régions
habitées, elle a subi une sorte de désinfection auto-
matique qui a fait cesser le danger. Mais si le choléra disparaît du groupe qui voyage, il apparaît,
par contre, aussitôt après son départ dans les
rares centres habités qu'il a traversés. C'est ainsi
qu'en 1902 la caravane de Bagdad a contaminé
les oasis du Nedjd jusqu'à Haïl, au centre du
désert.

A quelle distance d'un foyer d'émission le principe du choléra peut-il être transporté par l'atmosphère ? Telle était une des questions soumises à la
Conférence de Constantinople de 1865. Celle-ci,
en étudiant de nombreux faits, avait été obligée
d'admettre que l'air ambiant était le véhicule principal de l'agent générateur du choléra ; elle avait
constaté qu'un grand nombre de cas de contagion
ne pouvaient s'expliquer qu'en faisant entrer en
ligne de compte le transport par l'air. Nous avons
déjà rencontré des phénomènes analogues dans la
question de la fièvre jaune (1) : l'air ambiant était
incriminé et nous avons exposé que les auteurs
anciens confondaient le contenant avec le contenu,
que l'air ne jouait aucun rôle, mais que le moustique — qu'il renferme — était seul dangereux. Il
en est de même pour le choléra : ce n'est pas l'air
ambiant qui le dissémine, mais la mouche qui vole
au milieu de cet air. Aussi bien la Conférence internationale de Constantinople n'avait pas manqué
d'ajouter que cette transmission par l'atmosphère
était limitée à une distance très rapprochée du

(1) CHANTEMESSE et BOREL, Moustiques et fièvre jaune. Paris, 1905.

foyer d'émission. C'est ce que nous disons aussi en montrant que la mouche ne saurait transporter, propager à peine, mais dissémine puissamment le choléra.

Considérant maintenant le microbisme latent, nous comprendrons comment une épidémie peut être transportée — invisible et insoupçonnée — d'un lieu dans un autre fort éloigné du premier. Il est difficile de déterminer pendant combien de temps dure la période véritablement active de ce phénomène biologique; les données à ce sujet ne sont pas encore nombreuses; on peut cependant entrevoir quelques conclusions pratiques. Kolle et Meinicke ont montré récemment, ainsi que nous l'avons relaté, que le vibrion existait encore vivant dans l'intestin d'individus ayant quitté depuis cinq mois environ toute région infectée. Mais ces individus n'ont créé autour d'eux aucune épidémie, car leur microbe, bien que vivant, paraissait avoir perdu sa virulence. D'autre part, les pèlerins retournant par voie de terre de La Mecque en Mésopotamie et en Syrie — voyage dont la durée est de soixante jours environ — n'ont jamais transporté le choléra avec eux jusque dans les pays situés au delà du désert. Par contre, les pèlerins venant des Indes à La Mecque contaminent fréquemment la ville sainte environ trente jours après leur départ des pays infectés. De même, en 1902, les pèlerins rentrés en Egypte avaient quitté le Hedjaz depuis une trentaine de jours et ils purent néanmoins créer une nouvelle épidémie autour d'eux à Moucha. On peut donc admettre — avec les connaissances actuelles — que la durée véritablement active du microbisme latent ne s'étend guère au delà de

quarante-cinq jours. Il faut cependant ajouter que
cette sorte de désinfection de l'intestin se produira
seulement dans des conditions analogues à celles où
se trouvent les pèlerins à la mer et pendant la traversée d'un désert. C'est, en effet, dans ces deux
seules conditions que les autres individus accom-
pagnant ceux qui sont en état de microbisme latent
se trouvent préservés des dangers résultant des
matières fécales, lesquelles sont, dans ces deux cas,
ou projetées à la mer ou abandonnées dans le
désert derrière la caravane.

Il ne faudrait pas se hâter de conclure que
tous les pays situés à quarante jours de distance d'une région contaminée de choléra sont
sous la menace d'une épidémie. Les faits s'élèvent
contre cette conclusion : Marseille est à seize ou
dix-sept jours de Bombay et, malgré cela, cette ville
n'a jamais été infectée par le choléra arrivant directement des Indes. Pour que le vibrion cholérique,
conservé longtemps dans un intestin humain, récu-
père sa virulence première, il lui faut sans doute
rencontrer réunies certaines conditions de saleté,
d'encombrement qu'on ne trouve guère qu'au
Hedjaz lors du pèlerinage et aussi en Egypte, tout
au moins dans le milieu auquel appartiennent les
pèlerins de ce pays. C'est pour cela que La Mecque
a toujours été la station de relais du choléra entre
l'Europe et les Indes; c'est là seulement que le choléra peut puiser les forces nécessaires pour effectuer la seconde partie de son voyage. Quand
l'épidémie emprunte la voie du golfe Persique,
c'est encore au milieu de l'intense saleté qui règne
à Bassorah qu'elle peut se régénérer. Nous devons donc admettre que le phénomène du micro-

bisme latent pourra être encore actif au bout de
trente jours environ, à la condition que les porteurs de bacilles trouvent à leur arrivée un milieu
préparé pour la reviviscence de leur microbe.

L'action des mouches et du microbisme latent
nous fait encore comprendre comment une épidémie qui semble arrêtée par l'hiver renaît au printemps suivant et reprend sa course en avant. L'hiver
n'agit point ici comme les voyages en mer ou la
traversée du désert pendant lesquels les individus
désinfectent peu à peu leur tube intestinal. Lorsque
le choléra couve en quelque sorte dans une ville
pendant l'hiver, les matières fécales contenant le
microbe dangereux ne sont pas immédiatement
éloignées de la collectivité; le froid les stérilisera
peut-être, ou diminuera la durée de leur nocivité,
les mouches disséminatrices seront moins nombreuses, mais elles continueront à agir, bien qu'à
un degré moindre. Il suffira que le microbe rencontre de temps en temps un organisme humain
moins résistant que les autres pour créer les cas
isolés que l'on rencontre pendant la saison froide
et conserver ainsi tout à la fois la vitalité et la
virulence dont il a besoin pour se perpétuer jusqu'au printemps suivant; car alors reparaîtront les
conditions d'activité qui lui sont nécessaires pour
se propager et se disséminer à nouveau.

Schéma de l'extension d'une épidémie de choléra.
— Les règlements sanitaires actuels — interna-
tionaux ou nationaux — prennent seulement en
considération ce que nous avons appelé la *propagation du choléra*. Leur lutte contre le danger se
circonscrit en quelque sorte autour du malade,
autour de l'individu en incubation et autour de

leurs effets; la plupart de ces règlements ont renoncé — et ce à juste titre — à prendre des mesures quelconques contre les marchandises que l'expérience montre inoffensives.

Malgré les précautions prises, l'épidémie actuelle a continué sa marche en avant avec une régularité mathématique : de 1900 à 1905, chaque année a marqué pour elle un progrès nouveau.

Cependant on doit ajouter que, plus l'épidémie s'est approchée des pays civilisés, moins ses ravages ont été grands.

Si d'un côté la marche de l'épidémie est continue et si de l'autre elle paraît moins active qu'autrefois, on doit en conclure logiquement que la lutte engagée contre elle donne des résultats tout au moins partiels.

Pour remporter une victoire complète, il faut donc augmenter notre défense et lutter tout à la fois contre le *transport*, la *propagation* et la *dissémination* de l'épidémie.

Le choléra parvient jusqu'à l'Europe par trois routes différentes qu'il a parcourues à des époques diverses :

1° *Par l'Afghanistan*; il n'a suivi qu'une fois ce chemin, et encore concurremment avec d'autres. Dans cette première voie c'est la propagation lente par terre, étant donné le peu d'activité des communications.

2° *Par le golfe Persique*; dans ce second trajet, on peut avoir le transport direct des Indes à Bassorah ou la propagation lente de port à port dans ce golfe; ces deux hypothèses ont été réalisées successivement.

3° *Par la mer Rouge, le Hedjaz et l'Égypte*; ici

CHANTEMESSE et BOREL. — Choléra.   6

c'est le transport seul qui entre en jeu, tout au moins depuis la fondation du lazaret de ¡Camaran. Si cet établissement fonctionne normalement, il peut et il doit arrêter l'extension du choléra par propagation, c'est-à-dire par l'intermédiaire d'un navire sur lequel le choléra a régné pendant la traversée.

De La Mecque en Égypte, la *propagation* du choléra sera de même arrêtée par le lazaret de El-Tor, comme elle le fut en 1902.

Mais ce lazaret — de même que celui de Camaran — ne peut rien contre le *transport*, et cette même année 1902 l'a prouvé.

Ayant ainsi défini l'extension du choléra des Indes jusqu'aux portes de l'Europe, nous allons étudier maintenant quelle défense on doit organiser contre lui, pour l'empêcher de *se transporter* jusque dans ses lieux de relais, La Mecque, l'Egypte ou Bassorah, de *se propager* de ces lieux de relais jusqu'en Europe, et de *se disséminer* dans notre pays lorsqu'il est malheureusement infecté.

V. — LA PROPHYLAXIE DU CHOLÉRA

Prophylaxie internationale. — Étudier ici la prophylaxie internationale du choléra dans son entier serait sortir du cadre restreint de ce travail : nous nous bornerons à indiquer les principaux points de cette question.

La prophylaxie internationale est formée de l'ensemble des méthodes propres à arrêter le choléra sur ses deux grandes voies du golfe Persique et de la mer Rouge. Ces méthodes, par conséquent, doivent s'opposer non seulement à la *propagation* de l'épi-

démie — son extension par l'intermédiaire des
malades et des effets infectés, — mais aussi au
transport du choléra, — son extension par l'intermédiaire d'individus en état de microbisme latent.

1° **Golfe Persique.** — Ce qu'il faut défendre dans
le golfe Persique au point de vue de la propagation
du choléra, c'est l'embouchure du Chat-el-Arab. Il
importe peu, en effet, que les villes situées sur le
littoral du golfe soient ou non infectées de choléra,
puisque celui-ci ne peut s'échapper de ces villes par
la voie de terre, cette dernière étant fermée par
de vastes étendues de désert. Il ne peut sortir
que par la seule voie de mer, et c'est à l'embouchure du Chat-el-Arab que nous pourrons utilement
nous opposer à sa *propagation* ultérieure vers
l'Europe, car ici la voie lui est largement ouverte.

Quant au *transport* du choléra par microbisme
latent, il nous paraît peu facile de lutter contre lui :
seul l'assainissement — et l'assainissement complet—des villes de Bassorah et de Mohammerah nous
fournirait une arme efficace contre ce *transport* du
choléra. Mais cet assainissement ne s'accomplira
pas avant de très nombreuses années, et par conséquent *la route du golfe Persique ne sera pas fermée
au choléra avant un temps bien éloigné de nous.*

2° **Mer rouge.** — La traversée des Indes à Suez
joue à l'égard du *transport* et de la *propagation* du
choléra le même rôle que le désert. Jamais on n'a
vu jusqu'à présent le choléra arriver directement
des Indes à Suez; il lui a toujours fallu faire escale
au Hedjaz avant de parvenir en Egypte. L'expérience nous enseigne donc que — en ce qui concerne
la navigation générale de la mer Rouge — la prophylaxie internationale telle qu'elle est instituée à

l'entrée du canal de Suez est amplement suffisante
à nous protéger contre l'importation directe des
Indes en Europe.

Mais il n'en est pas de même quand on considère
la question du pèlerinage musulman.

Si le lazaret de Camaran, si celui de El-Tor
peuvent s'opposer à la *propagation* du choléra et
empêcher, ainsi qu'ils l'ont fait à maintes reprises,
des malades ou des effets infectés de pénétrer
d'abord au Hedjaz, puis en Egypte, ces établissements
sanitaires sont par contre impuissants devant le
transport du choléra : l'épidémie de 1902 constitue
en ce sens une véritable expérience, puisque le choléra latent a pu traverser tour à tour ces deux lazarets sans y être arrêté. Aucun malade atteint de
choléra ostensible n'est entré au Hedjaz, aucun
malade atteint de choléra ostensible n'est retourné
en Egypte, et cependant l'épidémie a été importée
— invisible — successivement dans ces deux
pays (1).

Là encore — comme dans le golfe Persique — c'est
l'assainissement seul des villes du Hedjaz, des
villages égyptiens et des quartiers arabes des villes
égyptiennes qui nous permettra d'enrayer la marche constamment progressive des épidémies de
choléra.

Ce double problème n'étant pas près d'être résolu
— tout aussi bien dans le golfe Persique qu'au
Hedjaz et en Égypte, — nous devons avouer que
la prophylaxie internationale du choléra est une
question qui demeurera ouverte encore pendant de
très nombreuses années.

(1) F. BOREL, Choléra et peste dans le pèlerinage musulman.
Paris, 1904.

Prophylaxie nationale. — La prophylaxie nationale est composée de l'ensemble des méthodes
propres à arrêter l'invasion cholérique sur nos
frontières terrestres et maritimes.

Si le choléra — pour employer une expression
maritime — n'est pas *long courrier* et s'il aime peu
les longues traversées, il est par contre un excellent
caboteur et effectue aisément les courts voyages de
port à port. Mais il ne faudrait pas croire — suivant
l'opinion généralement admise — qu'il a une
préférence marquée pour la voie maritime. C'est
là un préjugé ancien qu'il importe de détruire :
autrefois, certes, le choléra — pour pénétrer chez
nous — empruntait constamment la route de mer,
puisqu'elle existait seule pour le transport des
hommes. C'est ainsi qu'il voyageait de Gênes à
Marseille, de Hambourg au Havre ou *vice versa*.
Mais à cette époque les chemins de fer étaient rares
ou n'existaient même pas — les voitures automo-
biles non plus — et maintenant le choléra se
servira aussi bien de ces deux intermédiaires que
du premier. On peut même dire que les chances
d'invasion cholérique par voie de mer par rapport
à celles de la voie de terre sont proportionnelles au
nombre de voyageurs transitant par l'une ou l'autre
de ces deux routes. Ces voyageurs étant beaucoup
plus nombreux — en Europe — sur la route terrestre
que sur la route maritime, il est donc certain
que la première sera plus fréquemment utilisée
par le choléra que la seconde.

Tout ceci revient à dire que l'on ne doit pas
édicter contre les passagers des navires des mesures
autres que celles prises contre les voyageurs des
chemins de fer : quelles que soient ces mesures

de précaution, elles doivent être égales pour tous.

Si, dans de nombreux cas anciens, les ports français ont été l'antichambre du choléra avant qu'il envahisse notre territoire, on peut affirmer que maintenant les water-closets des gares constitueront souvent la salle d'attente du choléra avant qu'il s'étende sur une ville et progressivement sur toute une région.

La prophylaxie nationale — qui appartient au gouvernement dans notre pays — aura donc pour premier devoir de s'opposer — sur les frontières maritimes et terrestres — à l'extension du choléra par *propagation*, c'est-à-dire qu'elle devra s'opposer à l'entrée de tout malade, de tout linge fraîchement souillé, sur le territoire. Il faut donc que — dans les gares frontières comme dans les ports — des mesures identiques soient prises : elles auront pour but d'isoler immédiatement tout malade arrivant, de désinfecter ses effets et les locaux — compartiment de navire ou de chemin de fer — qu'il aura pu contaminer.

Quant aux quarantaines — supprimées sur la voie de terre — il serait bizarre de les rétablir — sous le nom d'*observation* — sur la voie maritime. C'est le passeport sanitaire, avec une sanction pénale rigoureuse, qui seul permettra de surveiller les personnes pouvant être en état d'incubation ; et même, en prolongeant la durée de cette surveillance, on pourrait, dans une certaine mesure, lutter efficacement contre les *porteurs de bacilles*.

Nous voyons donc que la prophylaxie nationale n'a qu'un rôle assez restreint en matière de défense contre le choléra. Elle lutte contre des cas isolés, somme toute assez rares, car il est peu fréquent que

des malades se mettent en route. Quant aux individus en état d'incubation ou de microbisme latent,
c'est aux municipalités qu'*elle confie et qu'elle doit*
confier le soin ultérieur et rigoureux de les surveil-
ler.

Cette prophylaxie à la frontière s'exerce en résumé
contre de rares exceptions ; elle ne peut rien contre
ce que les anciens — grands observateurs — avaient
appelé tour à tour le *quiquid divinum*, le *génie*
épidémique, l'*influence épidémique* ou enfin la
constitution épidémique.

Que représentaient pour eux ces termes un peu
obscurs, sinon que le mal cholérique s'étend forcément sur toute la population, frappant les uns,
épargnant les autres, atteignant une ville, en
respectant une autre ; qu'une force inconnue pousse
le choléra en avant, que tous — villes et individus
— sont successivement infectés et que seuls suc-
combent ceux qui sont moins résistants.

Ce seront donc la prophylaxie urbaine et la pro-
phylaxie individuelle qui nous protégeront avec
succès contre l'invasion cholérique.

Prophylaxie urbaine. — Le microbe du choléra
— et c'est là un point essentiel trop souvent
négligé — réside dans la matière fécale des malades
et dans celle de beaucoup d'individus sains : la lutte
urbaine contre l'épidémie consistera donc à com-
battre uniquement les excreta.

Mais c'est là une défense qui ne peut s'inaugurer
du jour au lendemain : trop souvent les municipalités estiment qu'il suffira — au moment du danger
— d'édicter des mesures spéciales, d'ouvrir des
hôpitaux d'isolement, de grouper un corps de méde-
cins répartis par quartiers, de dénoncer tous les

cas, de publier des instructions ou des avis adressés
à la population. Toutes ces mesures — prises dans
leur ensemble — ont certes une valeur : elles permettront de diminuer le nombre des malades, mais
elles n'auront pas empêché que la contagion ait
existé dans la ville. Celle-ci aura été contaminée —
avec peu d'intensité peut-être, — mais le fait brutal
de la contamination par le choléra se sera produit
et ses conséquences en auront été désastreuses s'il
s'agit d'un port de commerce ou de guerre. Or, ce
fait ne doit pas produire dans une cité où existe la
défense contre la matière fécale.

Nous montrerons tout à l'heure que — en temps
de choléra — l'individu qui peut conserver son
équilibre intestinal doit demeurer indemne. Il en
est de même pour les collectivités et pour les villes.
Lorsque dans une cité la lutte contre la matière
fécale est instituée de longue date, lorsque les
excreta y sont rejetés, sans voir le jour, loin de
l'agglomération, lorsqu'il n'existe ni tinettes ni
fosses plus ou moins étanches, lorsque la population ne vit pas au-dessus de ses excréments entas-
sés sur ceux de ses aïeux, lorsqu'en un mot tout
ce qui constitue l'*intestin* d'une ville — depuis
les water-closets jusqu'aux tubes de rejet final
et lointain — est dans un parfait état de fonc-
tionnement, cette cité ne peut pas et ne doit pas
être contaminée : elle n'a besoin d'aucune autre
mesure pour se protéger.

Voici des tinettes que l'on promène chaque matin
à travers la ville : elles sèment sur tout leur par-
cours les microbes du choléra, les mouches y
naissent à foison et s'en vont disséminant le principe de l'infection.

Voici une fosse d'aisance — d'une étanchéité douteuse, — les matières fécales qu'elle contient pourront s'infiltrer dans le sous-sol et aller infecter le régime des eaux.

Supposons même que cette fosse soit parfaitement étanche, elle ne le sera cependant pas pour les mouches qui y naîtront nombreuses, s'y infecteront, et rapporteront du sous-sol le germe infectieux qu'on croira absolument enfoui.

La prophylaxie urbaine contre le choléra peut donc se résumer en quelques mots : *lutte de tous les instants contre la matière fécale, lutte engagée, poursuivie et continuée avant, pendant et après l'épidémie.*

Prophylaxie individuelle. — La prophylaxie individuelle contre le choléra repose sur deux principes :

1° Empêcher le microbe du choléra de pénétrer dans l'organisme.

2° Empêcher ce microbe de manifester sa présence si, malgré toutes les précautions, il a pu se glisser dans les voies digestives.

Pour atteindre le premier but, l'individu doit surveiller non seulement son eau de boisson, mais aussi toute son alimentation en général.

L'eau — pouvant être contaminée — devra être consommée bouillie ; les aliments — étant susceptibles aussi de contamination — devront être bien cuits. On les placera à l'abri des mouches et on s'abstiendra de manger des mets froids ou conservés du matin : il faudra toujours les faire chauffer à nouveau avant de les replacer sur la table. Les aliments que l'on pourrait suspecter d'avoir été contaminés par les mouches — pâtisseries, charcuteries, etc. —

et qui ne peuvent pas être chauffés chez soi, devront être sévèrement proscrits ; le lait sera toujours bouilli ; les aliments végétaux, consommés crus, devront autant que possible être évités ; si cependant on tient à en manger, ils devront être tout d'abord désinfectés (1).

On devra également organiser la protection contre les mouches, surtout si les water-closets sont défectueux ou si des écuries ou du fumier se trouvent à proximité. On cherchera à détruire toutes les mouches (2) ; les tuyaux d'aération des water-closets, leurs portes et leurs fenêtres seront grillagés. En un mot, on ne perdra pas de vue ces mots d'un auteur américain (3) : « Les mouches, d'après ce que nous savons aujourd'hui, sont si dangereuses que, lorsque le fait sera mieux connu du public, ce sera un reproche plus grave pour une maîtresse de maison d'avoir de ces insectes chez elle que d'avoir des punaises dans son lit. »

La plus grande propreté régnera dans toute la maison et on ne laissera rien d'infecté pénétrer chez soi ; on n'oubliera pas que l'infection est bien plus souvent transportée d'un endroit à un autre par une paire de chaussures que par les vêtements ou les bagages d'une personne (J. H. White).

Malgré toutes les précautions prises — nous sommes en cela à la merci d'un hasard — le microbe

(1) Rosenau, Allan, Vidal, conseillent de désinfecter les légumes pendant une demi-heure dans une solution d'acide tartrique à 3 p. 100, puis de les laver dans l'eau bouillie.

(2) Quelques gouttes de la solution de formol du commerce jetées sur un morceau de sucre placé dans une assiette donnent — pour la destruction des mouches dans une pièce — de bons résultats.

(3) ROSENAU, ALLAN, VIDAL. Guide pratique pour la désinfection. Paris, 1905.

peut se glisser dans notre organisme. Il faut donc mettre cet organisme en état de lui résister, et pour cela éviter toute cause pouvant amener un trouble intestinal quelconque.

Par conséquent, pas de refroidissement causant une diarrhée, pas d'excès amenant avec eux une indigestion, pas d'ingestion d'aliments susceptibles de déterminer des coliques, — melon, fruits verts, etc. — Contrairement à l'opinion généralement admise, ces aliments ne sont pas une cause déterminante du choléra : ils agissent seulement comme adjuvant en permettant au microbe de se développer grâce aux diarrhées dont leur ingestion est fréquemment suivie. Si bien qu'une simple purgation prise en temps de choléra peut permettre quelquefois au microbe d'évoluer sur un individu qui, sans elle, serait demeuré sain.

En un mot, conserver son équilibre intestinal, c'est résister au choléra même après infection par le microbe.

Prophylaxie autour du malade. — Ce sont les déjections du malade —vomissements et excreta— qui recèlent le microbe dangereux ; par conséquent, tout ce qui aura été contaminé par elles, tout ce qui aura été en contact avec la bouche ou l'anus du malade devra être de suite désinfecté. Les vases contenant les déjections seront mis à l'abri des mouches pendant leur transport, les matières contenues seront désinfectées ou, mieux, détruites par le feu s'il est possible ; les récipients eux-mêmes devront être stérilisés.

Le lit et le malade seront placés sous une moustiquaire et les vases contenant ses boissons, ses médicaments, tous les ustensiles à son usage, enfermés dans un récipient grillagé pour, être mis à l'abri des atteintes des mouches.

Aucun repas ne sera pris dans la chambre du patient et, chaque fois qu'on aura touché celui-ci, les mains devront être désinfectées.

En un mot, la prophylaxie se résume à détruire le microbe au moment même où il sort de l'organisme et avant qu'il ait pu être disséminé dans l'entourage.

Considérations générales sur la prophylaxie du choléra. — Nous venons de constater que la prophylaxie urbaine et individuelle du choléra — les seules vraiment efficaces — se bornent à lutter contre le danger résultant des matières fécales.

Cette lutte de tous les instants contre les excreta est d'ailleurs une des principales préoccupations de toutes les religions orientales : on la retrouve aussi bien dans le judaïsme que dans l'islamisme ou dans les croyances de l'Inde. Moïse et Mahomet avaient pressenti dans les excreta humains la cause de nombreuses maladies et ils ont — notamment Mahomet — entouré l'acte de la défécation d'une série de rites dont un vrai croyant ne peut se départir sans commettre une grave faute. Tout musulman qui porte sur ses vêtements ou sur lui-même une trace de matière fécale ne peut faire valablement ses prières sans avoir effectué une nouvelle ablution.

Il est donc surprenant — au premier abord — de constater que ce sont justement les peuples observant la plus grande propreté à cet égard qui sont les plus sévèrement atteints du choléra, alors que logiquement ils devraient en être préservés.

Cette anomalie n'est cependant qu'apparente ;

en effet, Moïse et Mahomet ont institué une sorte
de prophylaxie individuelle, une prophylaxie du
désert, pourrait-on dire, et ils ont réussi puisque
l'épidémie est impuissante à traverser le désert à la
suite d'une caravane musulmane ; mais ils ont, par
contre, tout ignoré de l'hygiène des collectivités, de
l'hygiène urbaine. L'acte de la défécation est
entouré — chez les musulmans, par exemple — de
rites si sévères que la matière fécale devient par
ce fait un objet si répugnant pour les croyants que
tous se gardent d'en approcher ; elle règne donc en
souveraine maîtresse non seulement dans le sous-
sol, mais même sur le sol des cités musulmanes ou
orientales, et personne n'aurait garde de venir la
déplacer.

Moïse, Mahomet et leurs précurseurs hindous
ont ignoré tout un côté du problème prophylactique,
et les mesures qu'ils ont imposées à leurs adeptes
— excellentes en elles-mêmes — ont eu un résultat exactement contraire à celui qu'ils voulaient
atteindre. Si ces prophètes avaient deviné l'hygiène
urbaine, le choléra n'aurait jamais franchi les
limites de ses foyers originaires.

Le passé et l'avenir du choléra. — Si l'on étudie
concurremment les deux grandes affections épidémiques — peste et choléra — qui ont ravagé ce que
nous appellerons le *centre du monde* : Asie Europe
et nord de l'Afrique, on voit surgir deux faits
nettement saillants qui constituent en quelque
sorte la loi de ces épidémies.

La peste — épizootie — a reculé constamment
devant la civilisation ; son domaine s'est restreint
au fur et à mesure que l'homme s'est réuni en agglomérations et a su séparer son existence de celle

des animaux domestiques et des parasites. Cette
peste a diminué ses ravages, bien qu'elle ait rencontré pour s'étendre de nouveaux modes de propagation, la multiplicité des navires; en ces années
dernières elle a beaucoup voyagé, mais a peu
ravagé, dans les pays civilisés tout au moins.

Le choléra — épidémie — a au contraire étendu
son domaine au fur et à mesure que la densité de la
population a augmenté et que la civilisation a pro-
gressé : les agglomérations d'hommes lui ont créé
des foyers qui lui étaient nécessaires, et les nouveaux modes de locomotion ont constitué pour lui
autant de débouchés. Il s'est renforcé en route dans
toutes les villes traversées, reprenant à chaque
fois une nouvelle force d'expansion. Il a profité —
comme la peste — des moyens modernes de locomotion, mais dans une moins grande mesure et
d'une autre manière.

La peste a utilisé surtout la voie maritime, et
c'est grâce aux progrès de la navigation qu'elle
a pu se promener dans le monde entier.

Le choléra n'aime pas la voie maritime : il n'a
donc pas profité des innovations modernes qui
nous relient rapidement avec les centres infectés.

Mais demain la voie terrestre — la préférée du
choléra — va s'ouvrir largement; les plans en sont
déjà dressés : Bassorah, La Mecque et même les
Indes vont être réunis par le rail à l'Europe. Il
n'existera plus de déserts protecteurs, plus de traversée de la mer Rouge pendant laquelle le choléra
s'éteint à bord des navires. Ce que nous avons
appelé le *transport du choléra* — phénomène rare,
mais certain — n'aura même plus besoin de se
produire; la propagation lente le long des voies

ferrées suffira pour nous amener le choléra en
Europe chaque fois qu'il subira la moindre recrudescence dans la presqu'île indienne.

Ce jour-là, la prophylaxie internationale aura
cessé d'exister, la prophylaxie nationale sera tout
aussi impuissante que maintenant dans son domaine
forcément limité ; seule, la prophylaxie urbaine
pourra lutter contre le danger sans cesse menaçant :
il appartient donc aux municipalités de dire le
dernier mot en matière de choléra.

Le problème se résume ainsi : *les réseaux d'égouts
seront-ils prêts partout avant les réseaux de chemins
de fer ?*

TABLE DES MATIÈRES

Introduction.. 5

I. — Les grandes incursions du choléra indien.... 7

Le choléra de 1817 à 1823............................ 7
Le choléra de 1828 à 1837............................ 8
Le choléra de 1841 à 1854............................ 10
Le choléra de 1865 à 1873............................ 11
Le choléra de 1880 à 1885............................ 12
Le choléra de 1889 à 1892............................ 13
Conclusions qui découlent de cet historique........... 13

II. — Le choléra de 1899 à 1905.................... 14

Le choléra aux Indes de 1899 à 1904.................. 14
Le choléra à l'est des Indes.......................... 15
Le choléra à l'ouest des Indes........................ 15

III. — Les modes d'extension du choléra indien... 23

Extension du choléra indien.......................... 23
Transport. — Propagation. — Dissémination du choléra
  indien.. 24
   Le transport du choléra.......................... 28
   La propagation du choléra........................ 50
   La dissémination du choléra...................... 53
Action de la chaleur sur les épidémies de choléra...... 57

IV. — Mouches et choléra........................... 60

Historique de la question............................ 60
La mouche... 68
Transport des microbes par la mouche................. 70
Recherches sur la durée de la contamination des mou-
  ches infectées...................................... 72
Mouches et microbisme latent........................ 73
Schéma de l'extension d'une épidémie de choléra...... 80

V. — La prophylaxie du choléra.................... 82

Prophylaxie internationale........................... 82
   1° Golfe Persique............................... 83
   2° Mer Rouge.................................... 83
Prophylaxie nationale................................ 85
Prophylaxie urbaine.................................. 87
Prophylaxie individuelle.............................. 89
Prophylaxie autour du malade......................... 91
Considérations générales sur la prophylaxie du choléra. 92
Le passé et l'avenir du choléra....................... 93

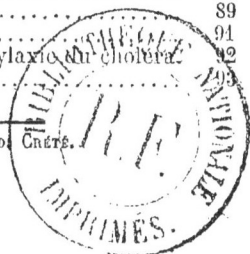

5955-05. — Corbeil. Imprimerie Éd. Crété.

www.ingramcontent.com/pod-product-compliance
Lightning Source LLC
Chambersburg PA
CBHW031731210326
41519CB00050B/6217